食べない子が変わる魔法の言葉

山口健太
一般社団法人 日本会食恐怖症克服支援協会 代表理事

辰巳出版

はじめに

あなたは、「うちの子、全然食べなくて……」と、誰かに相談したことがありますか?

――「そのうち食べられるようになるから大丈夫だよ!」

もし「食べない子」に関する知識がなければ、私もこのようにアドバイスしていたかもしれません。

はじめまして。山口健太と申します。

私は、「食べない子」専門の食育カウンセラーとして、全国のお母さんを中心に、これまで3000人以上の方に向けて「食べない子」の解決法をお伝えしてきました。

私のメソッドの一番の特徴は、調理の工夫の優先度を下げて、コミュニケーションの工夫で「食べない子」を「楽しく食べられる子」に変えるという点です。その手法は、お母さんはもちろんですが、保育園などを中心とした全国の教育現場でも少しずつ広がりを見せています。

「そのうち食べられるようになるから大丈夫だよ！」と言われて、途方に暮れてしまうお母さんは思った以上に多いものです。

たしかに、「何でも好き嫌いなく食べられる子」はめったにいません。だから、「食べられない」ことの深刻さは理解されづらいのです。さらに「子どもの頃に食べられなかったものが、大人になってから食べられるようになった」という経験を多くの方がしているので、「そのうち食べられるようになるから大丈夫だよ！」という返答になるのは無理もないと思います。

でも、そんなまやかしの言葉だけでは解決できない、「本当に食べられない子」がいるのも事実です。

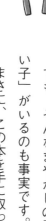

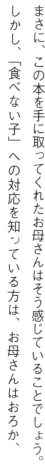

まさに、この本を手に取ってくれたお母さんはそう感じていることでしょう。

しかし、「食べない子」への対応を知っている方は、お母さんはおろか、

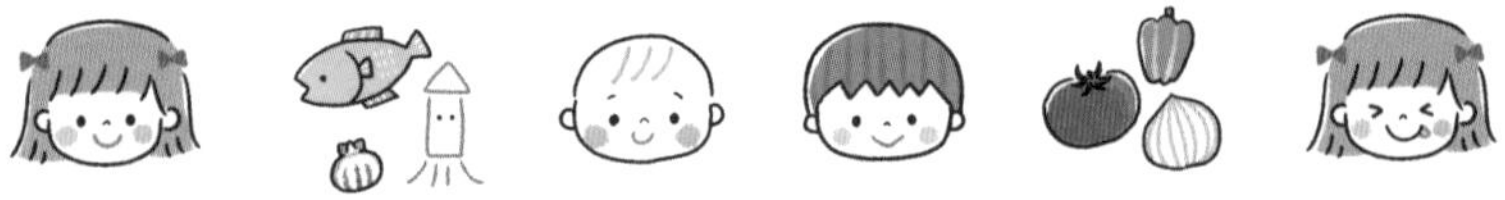

教育現場にもほとんどいません。「身近にいたら超ラッキー！」というくらい、いないのです。

その結果、我が子の食に悩むお母さんたちは「私の育て方が悪いから食べないのでは……」と自分自身を責めてしまったり、「ちゃんと食べなさい！」と不本意に怒ってしまい、「あぁ、また怒ってしまった……」と罪悪感に駆られたりしてしまうのです。

時には、「お母さんが悪いから、食べないんじゃないの？」と責められるケースさえ聞いたことがあります。

ですが、「お母さんを責めることで解決に繋がった」ケースなど、1つもありません。

だから、自分を責める必要はないんですよ、お母さん。

本書はこれ以上、「食べない子」のことでお母さんが悩まないように――という祈りを込めて執筆しました。

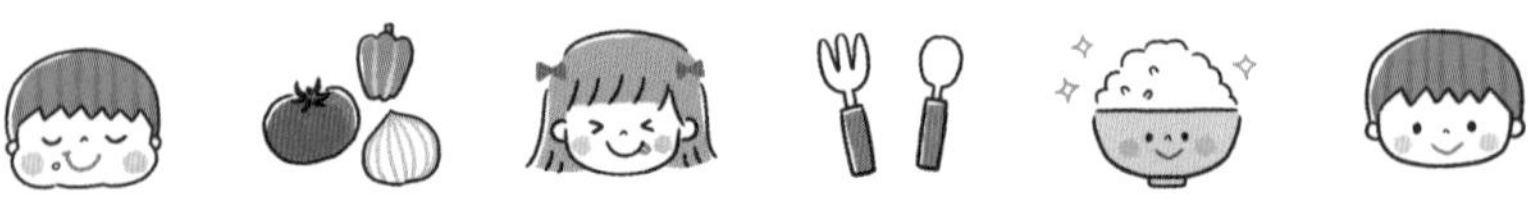

普段、私のもとに相談に来るお母さんたちは、「我が子の食」に誰よりも真剣に向き合っています。

……でも、真剣になりすぎて、出口のない迷路に迷い込んでいませんか？

そうであれば、お子さんと楽しく食卓を囲める日が一日でも早く来るようにと思い、私がお伝えできる最大限の情報をまとめました。

お母さんが今抱えている心配を手放して、食卓に笑顔が増えれば、子どもは自然と自分から食べられるように、きっとなります。

繰り返しになりますが、本書の特徴は、よくある偏食対応コンテンツである調理やレシピの工夫ではなく、「食べない子」への言葉がけを大切にすることで問題を解決するという点です。

あまり完璧にやろうとせず、「できるところから取り組もう！」くらい、肩の力を抜いてお読みいただければ幸いです。

目次

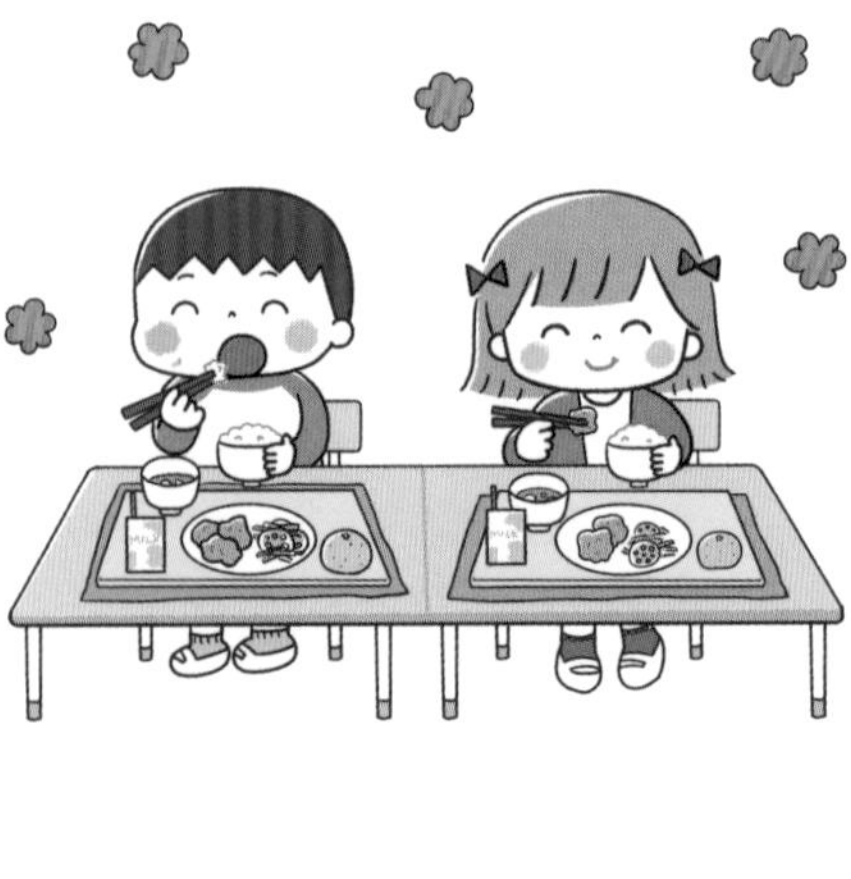

PART 2

「食べない子」が食べない〝7つの理由〟――37

PART 3

「食べない子」が変わる魔法のルール――51

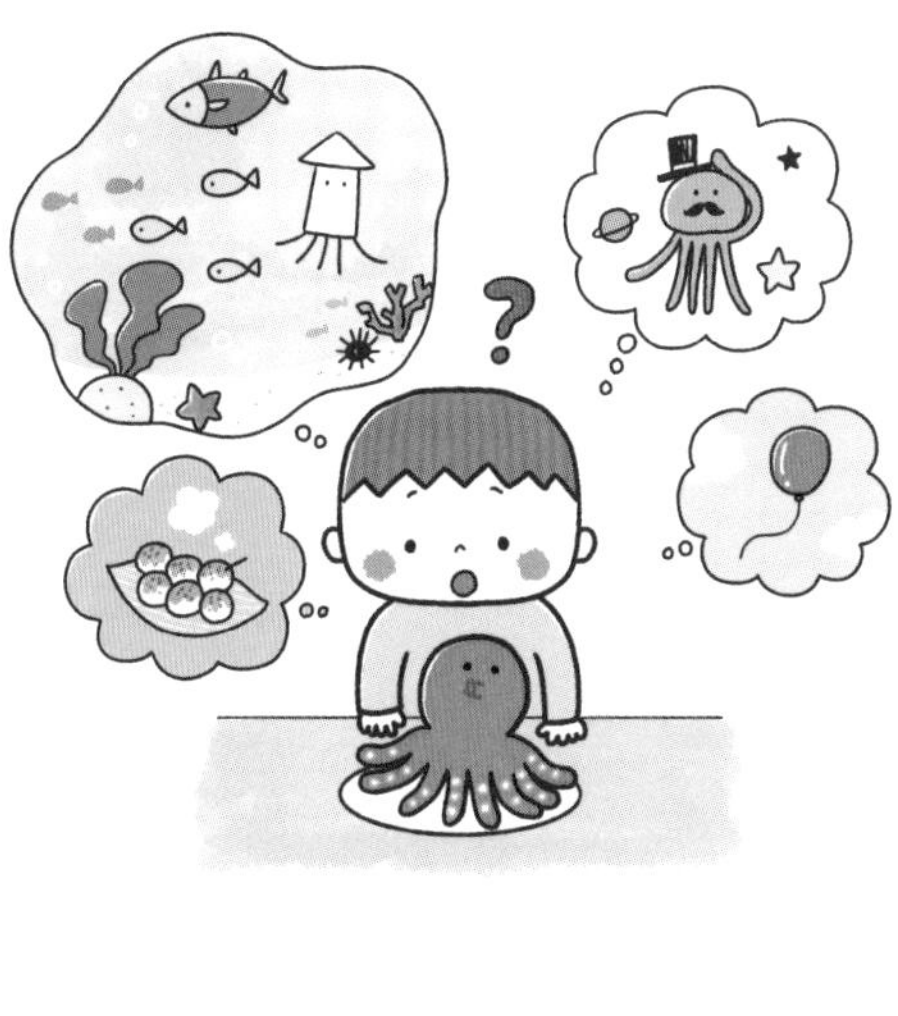

PART

4 「食べない子」が変わる魔法の言葉

PART

5 「食べない子」のためのQ&A――107

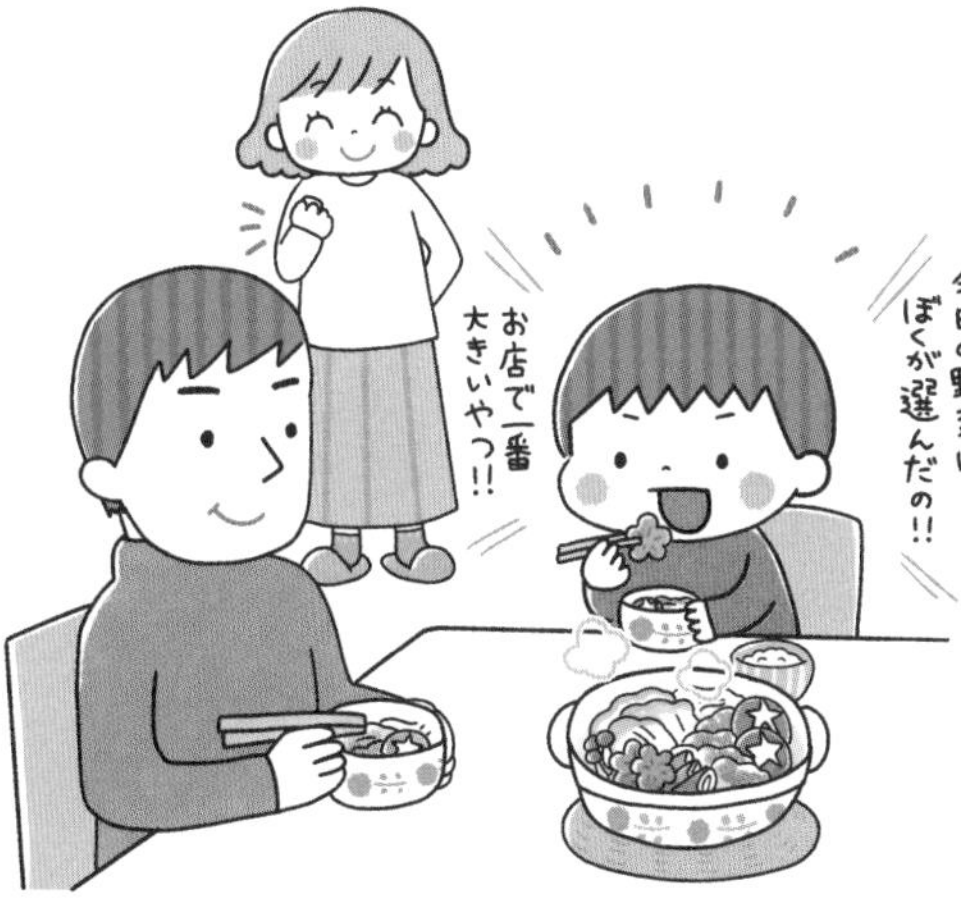

今日の野菜はぼくが選んだの!!
お店で一番大きいやつ!!

PART 6

「食べない子」が安心して給食を食べられるようになるために ―― 131

PART 7

魔法にかかった子どもたち ―― 147

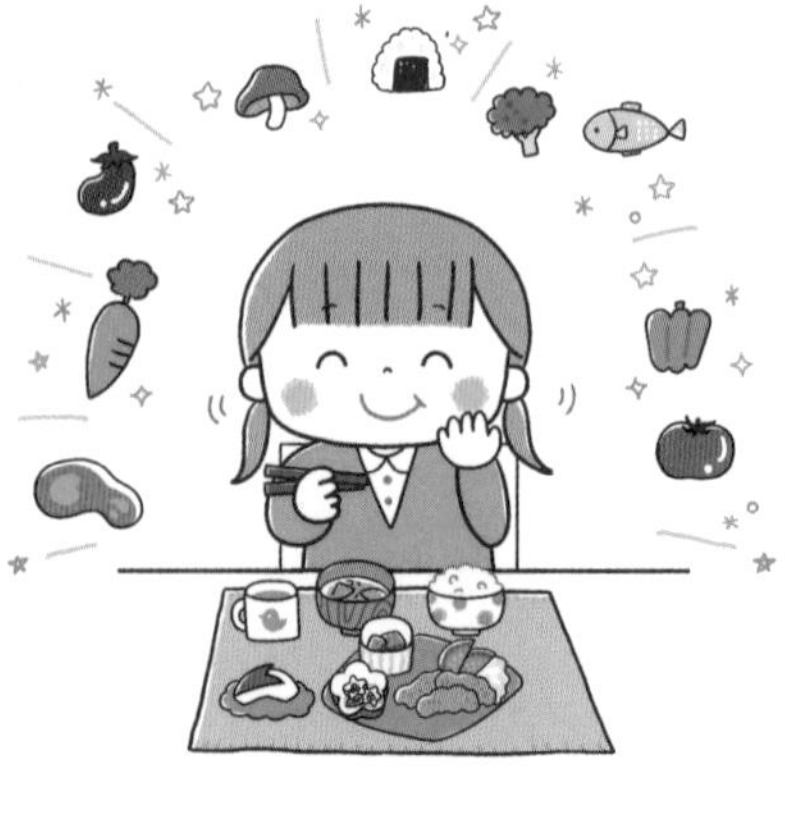

PART
1
「食べない子」が変わるために お母さんに知ってほしいこと

《みじん切りでは解決しません！》

本書は、「食べない子」が「楽しく食べられる子」に変わるための方法を「コミュニケーション」という観点から解説した本です。第1章では、「食べない子」が変わるための基礎知識をお伝えしていきます。

一般的には、ひどい小食や偏食など「食べない子」への対策といえば「調理の工夫」を、まず初めに考えるのではないでしょうか？

たとえば、ピーマンが苦手な子がいたとします。対策として、ピーマンを細かく刻んで、こっそりハンバーグに入れました。結果、どうなるでしょうか？

その子は、ピーマン入りハンバーグを食べるかもしれません。しかしその後、他のピーマン料理を食べることはないでしょう。

そして、ピーマンを食べてもらうために、毎回細かく刻んでハンバーグに入れるという調理の工夫をし続けなければなりません。

……疲れちゃいませんか？

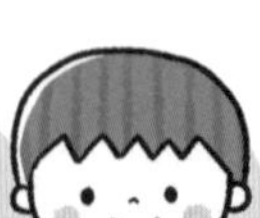

そもそも、世の中には料理が得意なお母さんばかりではないのです。調理の工夫は、料理が苦手なお母さんにとっては特に苦痛です。料理が好きなお母さんでも、食べてくれないと、「せっかくこれだけ時間とエネルギーを費やしたのに……」と落ち込んでしまったり、仮に食べてくれたとしても「ずっと、これを続けなければならないの？」と、疲れ果ててしまうケースもあります。これでは長続きしないし、なにより楽しい食卓にはなりませんよね。

つまり、調理の工夫は、根本的な解決にならないのです。

私は、「食べない子」が「楽しく食べられる子」に変わるために一番大切なのは「コミュニケーション」だと確信しています。

これは私自身の経験からも言えますし、これまでカウンセラーとして1000人以上の相談に乗ってきた経験からも言えます。

また、給食を残さない保育園として有名な東京都世田谷区の「さくらしんまち保育園」や、偏食の子が多いとされる発達障害の子を支援し、2年で9割の子が普通に給食を食べられるようになった「広島市西部こども療育センターなぎさ園」

などに訪問して学んだ経験からも、絶対に「コミュニケーション」が一番大切で、調理の工夫はその次です。

それを実体験として一番感じた〝とある事件〟がありました。

《「食べない子」だった子ども時代》

何を隠そう、私自身も子どもの頃は「食べない子」でした。

給食は楽しみよりも、「残さず食べられるかな……」という不安が大きく、毎日のように給食の献立を恐る恐るチェックしていました。当時は和食よりも洋食が好きだったので、給食のメニューが洋食の時は「これなら食べられるかも！」という理由でホッとしていたことを記憶しています。

そして、なんとか学校給食はうまく過ごせていたのですが、高校の時に〝とある事件〟が起きてしまいました。それ以来、私は人前でごはんを食べることができない「会食恐怖症」という病気に悩まされることになったのです。

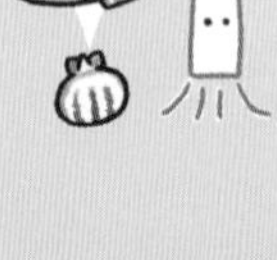

その事件とは、部活動（野球部）の合宿で、「食トレ」の名目で1人あたり1日に白米7合（朝2合・昼2合・夜3合）をノルマとして課せられたことです。この話は講演会などでも「すごい量ですね！」と驚かれるのですが、当時は体づくりに励んでいたので、家などのリラックスできる環境であれば、頑張れば食べられる量でした。

しかし、合宿というといつもと違う環境かつ、食事量にノルマを課されたことで「食べなければ」というプレッシャーを強く感じ、挙げ句の果てには指導者に「山口、おまえはなんでそんなに食べられないんだ！　家でも全然食べてないんだろ！」と他の部員の前で怒られてしまったのです。

そうすると、さらに「食べなければ」と緊張してしまいます。ですが、人は緊張することで、喉の嚥下《えんげ》機能（飲み込む力）が低下し、胃腸の働きも弱まりますから、逆効果。さらに食べられなくなってしまいます。

もちろん、当時はそんなことを知るわけもなく、「なんで食べられないんだ……」と、自分を責めてばかりでした。結果的に、会食恐怖症になってしまっ

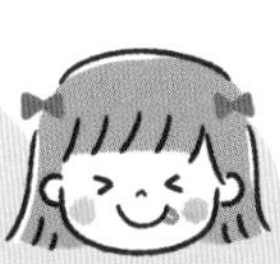

たのです。

そしてここからが重要なのですが、「無理して食べなくてもいいよ」と言ってくれる相手だと、食べようと思っていなくても、結果的に食べられることが多かったのです。

「食べろ！」と言われると食べられず、「無理して食べなくてもいいよ」と言われると食べられる。当時は「不思議だなぁ」と感じていましたが、今となってはそれこそが当たり前だと思っています。また、これらの経験のおかげで、「食べない子」がコミュニケーションの工夫で「楽しく食べられる子」に変わっていくノウハウを研究することにもなったので、そういった過去には感謝しています。

さて、私の話はこれくらいにして、本題へ進んでいきましょう。

《「食べない子」に関するよくある勘違い》

突然ですが、ここで「食べない子」に関するクイズを5問出題します。

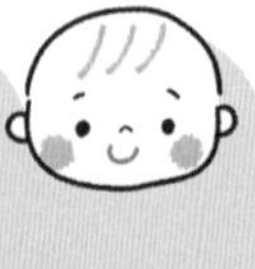

全て「○」か「×」かの二択のクイズです。それぞれ○だと思いますか？　それとも×だと思いますか？

Q1　食欲は「空腹だから」湧き上がるもの？

Q2　好き嫌い（偏食）は子どものわがまま？

Q3　好き嫌いをしていると栄養失調になる？

Q4　苦手な食材は年齢とともになくなっていく？

Q5　食べないものは食卓に並べない方が良い？

このクイズへの理解が、そのまま「食べない子」が変わるヒントに繋がりますので、よく考えてみてくださいね。

……さて、考えてみましたか？　では、正解を見てみましょう！

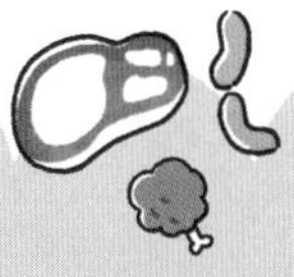

《Q1 食欲は「空腹だから」湧き上がるもの？》

答えは×です。

「食事も喉を通らない」という言い回しがあるように、人はストレスを感じたり、不安や緊張状態にあったりすると、空腹でも食欲が出ないことがあります。

なぜなら、人はストレスを感じることで血糖値が上昇し、満腹中枢が刺激されて食欲が抑制されるからです。また、緊張によって喉の筋肉が動かしにくくなるので、食べ物が飲み込みにくくなり、消化器官の働きも悪くなります。

つまり、食べられない子に対して強いプレッシャーを与えることは、逆効果です。それどころか、一度それを経験してしまうと「また言われたらどうしよう」「頑張って食べなければ怒られる」という〝予期不安〟が起きてしまい、「食事をする前から気持ちが悪い」という心理状況になることもありえるのです。

それでは「食べない子」が「楽しく食べられる子」に変わるわけがありませんよね。

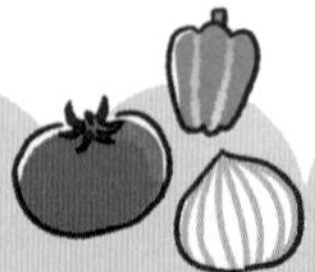

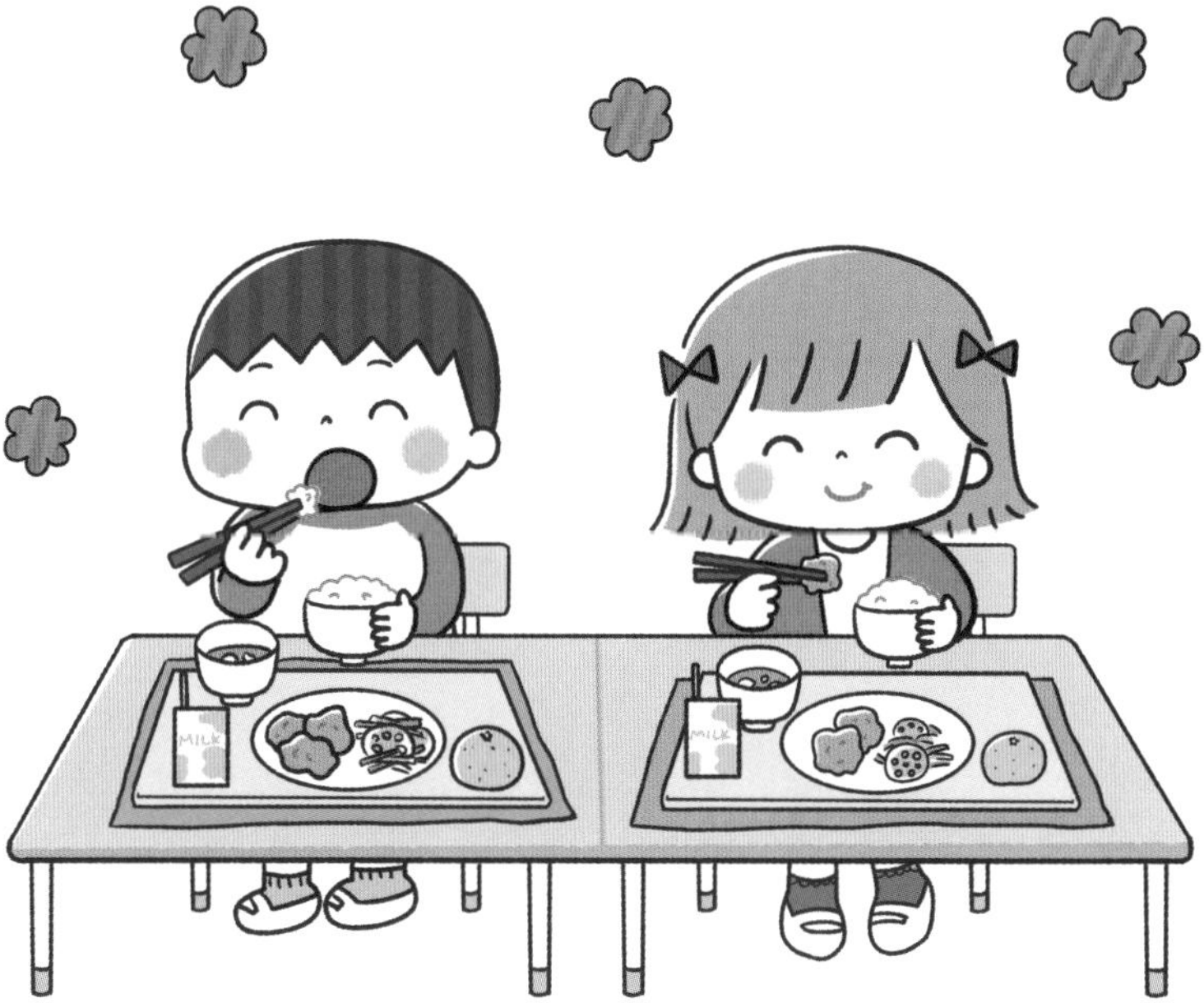

空腹というだけで食欲が湧くわけではありません。家庭でも保育園や学校でも、楽しく食べられるようになることが、小食・偏食対策の一番の近道です

《Q2 好き嫌い（偏食）は子どものわがまま？》

こちらの問題も正解は「×」です。

「好き嫌い」は、単純に「わがまま」の一言で片付けてはいけない問題です。むしろ「わがまま」で片付けてしまうと、小食や偏食はなかなかなおりません。

たしかに、偏食のことを一般的に「好き嫌い」という言葉で表現することが多々ありますし、私も講演会などでは、分かりやすいようにあえて「好き嫌い」という言葉を使うことがあります。しかし、実は「好き嫌い」という表現はあまり正しくないということが、研究などを通して分かってきています。

発達障害の子どもや偏食などの研究をしている東京学芸大学の髙橋智教授は、ＮＨＫニュース「おはよう日本『子どもの〝偏食〟実態明らかに』」の中で次のようにコメントしています。

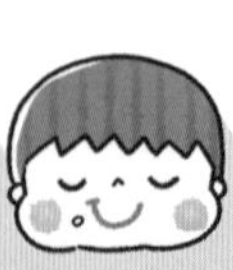

――「従来は〝好き嫌い〟〝わがまま〟と言われがちな問題だったが、これは生理学的な問題。そもそも食に対する見え方の問題や、口に入れた感じ、中にはうまく咀嚼《そしゃく》ができなかったり、飲み込みが困難な方がいて、そういった特性や身体的な問題が、食の困難・偏食を大きく規定している」（2017年4月5日放送）

特に小さいお子さんの場合は、好き嫌いや偏食は「感覚の問題」に起因することが少なくありません。詳しくは、第2章でしっかりお伝えしていきますね。

《Q3 好き嫌いをしていると栄養失調になる？》

3問目の答えも「×」です。

我が子の食に悩むお母さんが一番不安に思うのが、栄養面ですよね。

誤解を恐れずに言うならば、好き嫌いがあっても、栄養失調にはなりません。

これまで3000人以上のカウンセリングを行ってきたなかでも、小食や偏食による栄養失調で病気になってしまったお子さんを、私は見ていません。

それでも不安な方は、次の2点を基準に、お子さんの栄養が不足しているかどうかをチェックしてみましょう。

1つは「成長曲線」です。大切なのは「身長と体重が平均値かどうか」ではありません。ここでは、お子さんの身長と体重が、それぞれ平均値からどの程度離れているか（SD値）を見ます。

P24のグラフでaさん（5歳男子、身長が100センチ。体重14キログラム）を見てみましょう。身長は100センチなのでSD値で見るとマイナス1・5。体重は14キログラムなので、SD値で見るとマイナス2・0あたりです。つまり、身長マイナス1・5で、体重がマイナス2・0なので身長と体重のSD値の差は0・5程度です。周りの子に比べて体が小さく心配になると思いますが、特に問題があるわけではありません。逆に身長と体重のSD値の差が2・0以上ある場合は、栄養面に不安がありますので、病院を受診する必要性が出てきます。

2つ目はP26に載せた、厚生労働省が公表している『日本人の食事摂取基準』

（2015年版）の「推定エネルギー必要量」です。摂取基準が必ずしも満たされている必要はなく、7割以上が満たされていて、なおかつお子さんが元気そうなら、基本的には栄養失調の心配はないと思ってください。

この2つの基準でお子さんの栄養状態を見ると、ほとんどの方は「問題ない」と判断できるのではないでしょうか。

お子さんが食べないことで栄養面の心配をするのが親心です。しかし、その親心がお子さんを追い詰めてしまっては本末転倒。まずは「食べないと栄養が不足する！」という焦りを手放しましょう。そうすることで、これからご紹介していく〝食卓が楽しくなるコミュニケーション〟がよりスムーズに進んでいくはずです。

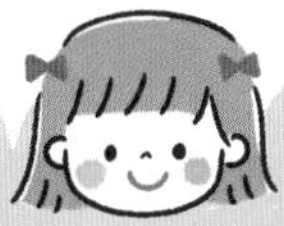

横断的標準身長・体重曲線（0 - 6 歳）男子（SD表示）
（2000年度乳幼児身体発育調査・学校保健統計調査）

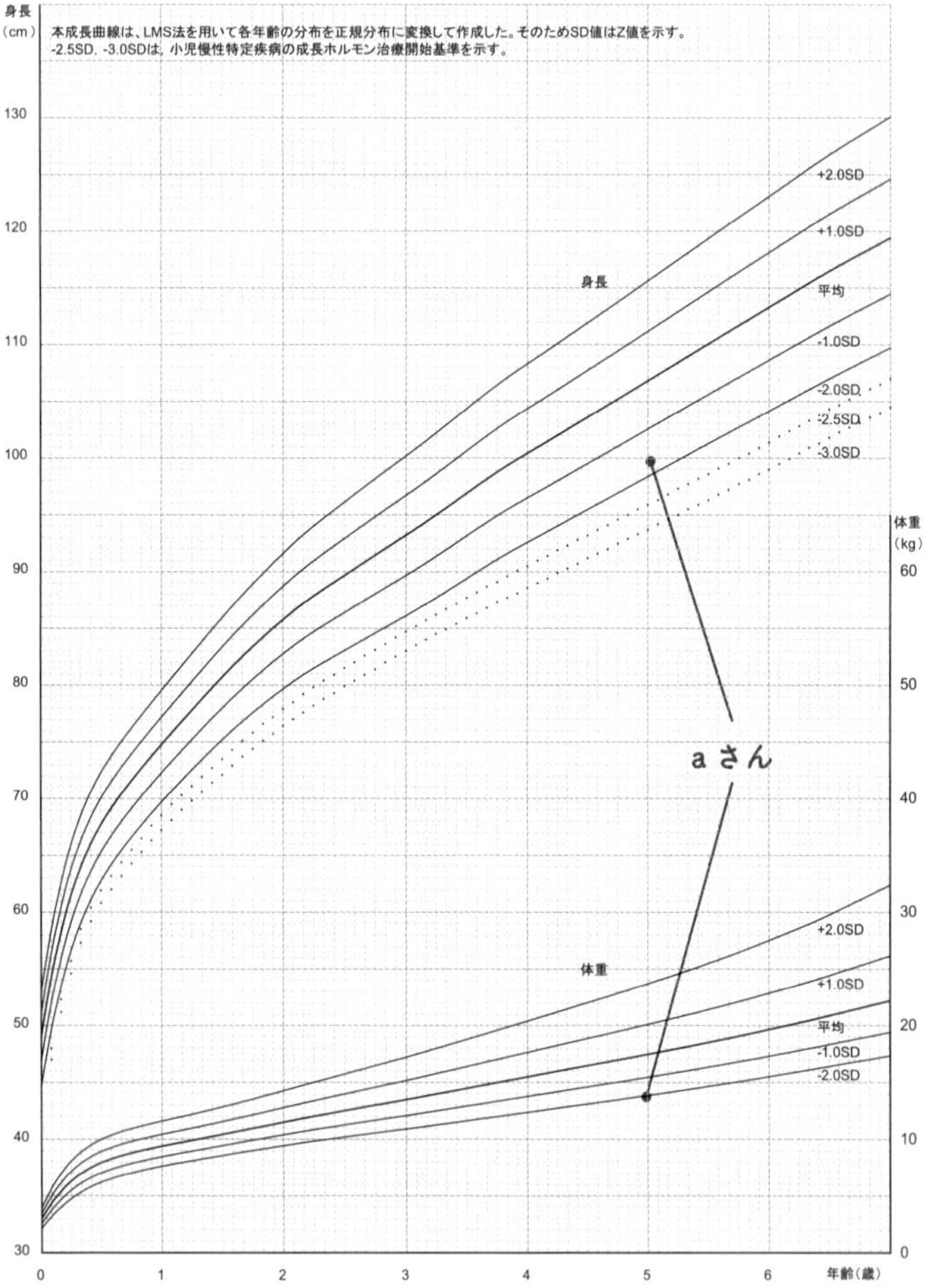

横断的標準身長・体重曲線（0 - 6 歳）女子（SD表示）

（2000年度乳幼児身体発育調査・学校保健統計調査）

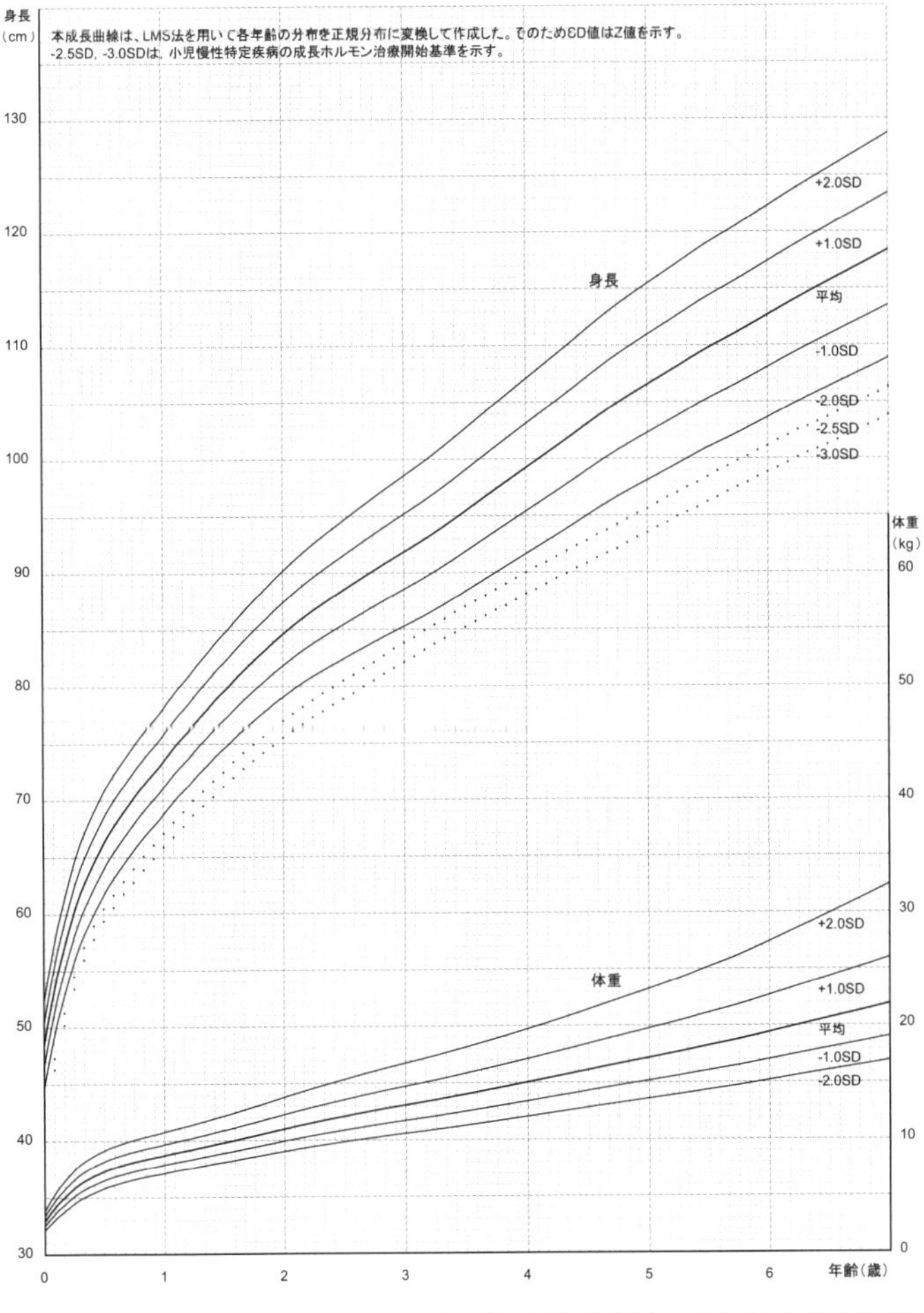

P 24～25　著作権：一般社団法人　日本小児内分泌学会、著者：加藤則子，磯島豪，村田光範 他：Clin Pediatr Endocrinol 25:71-76, 2016

0～18歳は右記URLよりご覧ください。http://jspe.umin.jp/medical/chart_dl.html

目標とするＢＭＩの範囲（18 歳以上）[1,2]

年齢（歳）	目標とするBMＩ（kg/m2）
18〜49	18.5〜24.9
50〜69	20.0〜24.9
70以上	21.5〜24.9 [3]

1 男女共通。あくまでも参考として使用すべきである。
2 観察疫学研究において報告された総死亡率が最も低かったBMI を基に、疾患別の発症率とBMI との関連、死因とBMI との関連、日本人のBMI の実態に配慮し、総合的に判断し目標とする範囲を設定。
3 70 歳以上では、総死亡率が最も低かったBMI と実態との乖離が見られるため、虚弱の予防及び生活習慣病の予防の両者に配慮する必要があることも踏まえ、当面目標とするBMI の範囲を21.5~24.9 とした。

参考表 推定エネルギー必要量（kcal/ 日 ）

性別	男性			女性		
身体活動レベル[1]	Ⅰ	Ⅱ	Ⅲ	Ⅰ	Ⅱ	Ⅲ
0~5（月）	−	550	−	−	500	−
6~8（月）	−	650	−	−	600	−
9~11（月）	−	700	−	−	650	−
1~2（歳）	−	950	−	−	900	−
3~5（歳）	−	1,300	−	−	1,250	−
6~7（歳）	1,350	1,550	1,750	1,250	1,450	1,650
8~9（歳）	1,600	1,850	2,100	1,500	1,700	1,900
10~11（歳）	1,950	2,250	2,500	1,850	2,100	2,350
12~14（歳）	2,300	2,600	2,900	2,150	2,400	2,700
15~17（歳）	2,500	2,850	3,150	2,050	2,300	2,550
18~29（歳）	2,300	2,650	3,050	1,650	1,950	2,200
30~49（歳）	2,300	2,650	3,050	1,750	2,000	2,300
50~69（歳）	2,100	2,450	2,800	1,650	1,900	2,200
70以上（歳）[2]	1,850	2,200	2,500	1,500	1,750	2,000
妊婦（付加量）[3] 初期				+50	+50	+50
妊婦（付加量）[3] 中期				+250	+250	+250
妊婦（付加量）[3] 後期				+450	+450	+450
授乳婦（付加量）				+350	+350	+350

1 身体活動レベルは、低い、ふつう、高いの３つのレベルとして、それぞれⅠ、Ⅱ、Ⅲで示した。
2 主として70〜75歳ならびに自由な生活を営んでいる対象者に基づく報告から算定した。
3 妊婦個々の体格や妊娠中の体重増加量、胎児の発育状況の評価を行うことが必要である。
注1：活用に当たっては、食事摂取状況のアセスメント、体重及びBMIの把握を行い、エネルギーの過不足は、体重の変化またはBMIを用いて評価すること。
注2：身体活動レベルⅠの場合、少ないエネルギー消費量に見合った少ないエネルギー摂取量を維持することになるため、健康の保持・増進の観点からは、身体活動量を増加させる必要があること。

※厚生労働省HPより加工して作成

《Q4 苦手な食材は年齢とともになくなっていく？》

4問目の答えも「×」です。

たしかに一般的には、苦手な食材は年齢とともになくなっていく傾向があります。それは、年齢が上がるにつれて、味覚を感じる細胞の味蕾《みらい》が減少し、味をマイルドに感じやすくなるからです。また、人は初めての物や初体験の事柄を本能的に拒絶しますが、生きていくうちに色々な食べ物に触れる機会があり、慣れていきます。

しかし、そうではない場合もあるので注意が必要です。

一番多いのは2歳前後の偏食です。「離乳食は順調だったのに終わってから急に食べなくなった」というお母さんの相談を何度も受けたことがありますが、2歳前後は味覚が発達する時期なので、さまざまな種類の味覚を強く感じやすくなり、食に偏りが出るのです。

保育関係者や食育関係者からすると「よくある話」なのですが、お母さんの場

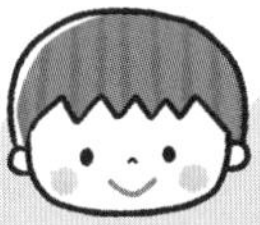

合は初めてのことなので、不安になりますよね。でも、それはむしろ順調に感覚機能が発達している証拠なので、安心してください。

《Q5 食べないものは食卓に並べない方が良い？》

最後の問題も、答えは「×」です！

私は大人の偏食相談を受けることも多いのですが、大人になっても偏食が多い方に、ある傾向がありました。それは、家ではもちろん、小さい頃からお母さんがずっとお弁当を作ってくれていて、好きなものばかり出してもらっていたということです。

あるお母さんが、「小学校1年生になった時に、幼稚園卒生と保育園卒生だと、給食に苦労する子は幼稚園卒生に多い」と教えてくれました。これはたしかに納得できます。なぜなら、保育園の方が、給食で「初めてのもの」や「自分が苦手なもの」に触れる機会がとても多いからです。

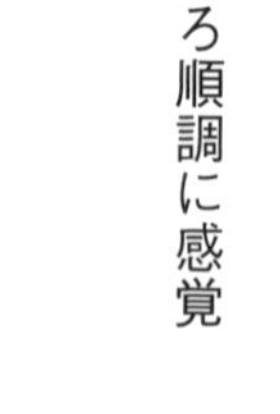

そういったことからも、「苦手なものも食卓に並べた方が良い」ことが分かります。

しかし、ただ苦手なものに挑戦させるだけでは、嫌な記憶として残ってしまう可能性も高くなります。要は「正しい提案」を行うことがとても大切なのです。これについては、本書のメインの内容の1つですので、後ほど詳しく解説します。

さて、5問のクイズは、いかがでしたか？　間違ってしまっても心配いりません。中には「今まで真逆のことをしていたかも……」という方もいるかもしれませんね。仕方ありません。だってこんなこと、人生で誰も教えてくれないのですから！　だからこそ、本書を通して正しい知識や対応をしっかりと身につけていきましょう。

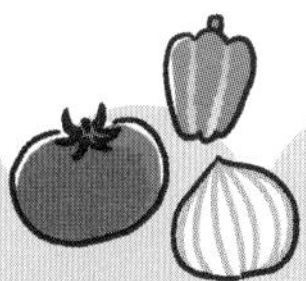

《「食べない子」が出すピンチサイン》

「食べない子」にまつわる5つの勘違いを理解していただいたところで、「食べない子」が出す「ピンチサイン」についてお伝えします。次に挙げる6つの行動パターンは「わがままな行動」や「よくあること」と思って、つい見過ごしがちなことです。しかしこれらは、自分の状況を適切に言葉で説明できない子どもの必死の訴えである可能性があります。精神的な要因も含まれますので、次の6点を念頭に置いて、食卓でのお子さんの様子を観察してみましょう。

ピンチサイン1「吐き出す」

食べたものをベーッと吐き出します。大人からすると「汚い」「困る」行動ですが、実はこれは「今の自分の感覚には合わない」というサインです。小さい子どもは特に「食べてみないと、自分に合うか合わないか分からない」ため、吐き出すことが多くなります。

ピンチサイン2「泣き出す」

つい、わがままで泣いているように思ってしまいますが、これも「理由があって食べられないけれど、それを自分では説明できない」というお子さんの最大限の気持ちの表現だと捉えましょう。

ピンチサイン3「水をよく飲む」

一見、喉が渇いて水を飲んでいるだけのように見えますが、食に対して後ろ向きになっている「食べない子」によくある行動です。緊張により嚥下《えんげ》機能が低下して食事をうまく飲み込めないために、水で流し込んでいる可能性があります。

ピンチサイン4「ゲップをよくする」

これは「呑気《どんき》症」(別名・空気嚥下症)という病気の症状です。主に緊張などの精神的な理由により無意識に空気を飲み込んでしまい、ゲップとして症状に表

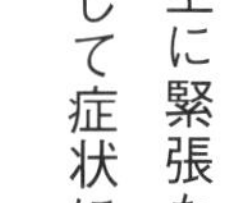

れます。

ピンチサイン5「おならをよくする」

これも呑気症の症状の1つです。緊張などで空気を飲み込んだり、腸の機能が低下することから、おならをしやすくなります。よくおならをするお子さんは、食事の時にストレスを感じて空気を多く飲み込んでいる可能性があります。

ピンチサイン6「口数が減る」

これは「場面緘黙《かんもく》」という疾患の1つで、いつもは普通に話せるのに、特定の緊張を感じる環境ではほとんど話せなくなります。心理的な要因が大きいので、食事の時だけ極端に口数が減るようなら、食べられないサインと捉えるのが良いでしょう。

以上の6つの「ピンチサイン」がよく見られる場合は「今、この子は食事のこ

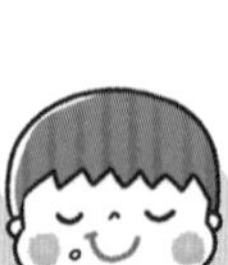

とで苦しんでいるんだ」と理解してあげてください。「お行儀が悪い！」と叱ったり「ちゃんと食べなさい！」とプレッシャーをかけたりすると、逆効果どころか会食恐怖症などに発展する恐れもありますので、注意してくださいね。

《「食べない子」が変わる5つのステップ》

以上を踏まえた上で、「食べない子」が「楽しく食べられる子」になるためのステップを見ていきましょう。「食べない子」が変わるには、大きく分けて次の5つの段階があります。

ステップ1　知らない
ステップ2　知ってもらう
ステップ3　興味を持たせる
ステップ4　触れてもらう

ステップ5　食べてもらう

「食べない子」が楽しく食べられるようになるためには、この5つのステップを踏んでいくことが大切です。

これは何も難しい話ではありません。たとえば、あなたが新しいテレビを買おうとして、家電量販店に行ったとします。

そこで、自動ドアがウィーンと開いた瞬間に、店員さんがやってきて「いらっしゃいませ！　何をお探しですか？　テレビですね！　では、こちらの最新機種がオススメです！　残り1台しかありませんので、今すぐご購入でよろしいですか？」……と怒涛のセールストークを受けたら、絶対にそのテレビは買いませんよね。

一方で、店内をブラブラしていて、「このテレビがいいかもな～。機能面に詳しい人に聞いてみたい」と思っていた時に、ちょうど良いタイミングで店員さんが近くにいたら〝自分から〟「すみませ～ん！」と声をかけると思います。

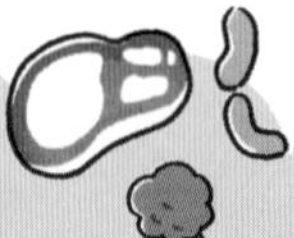

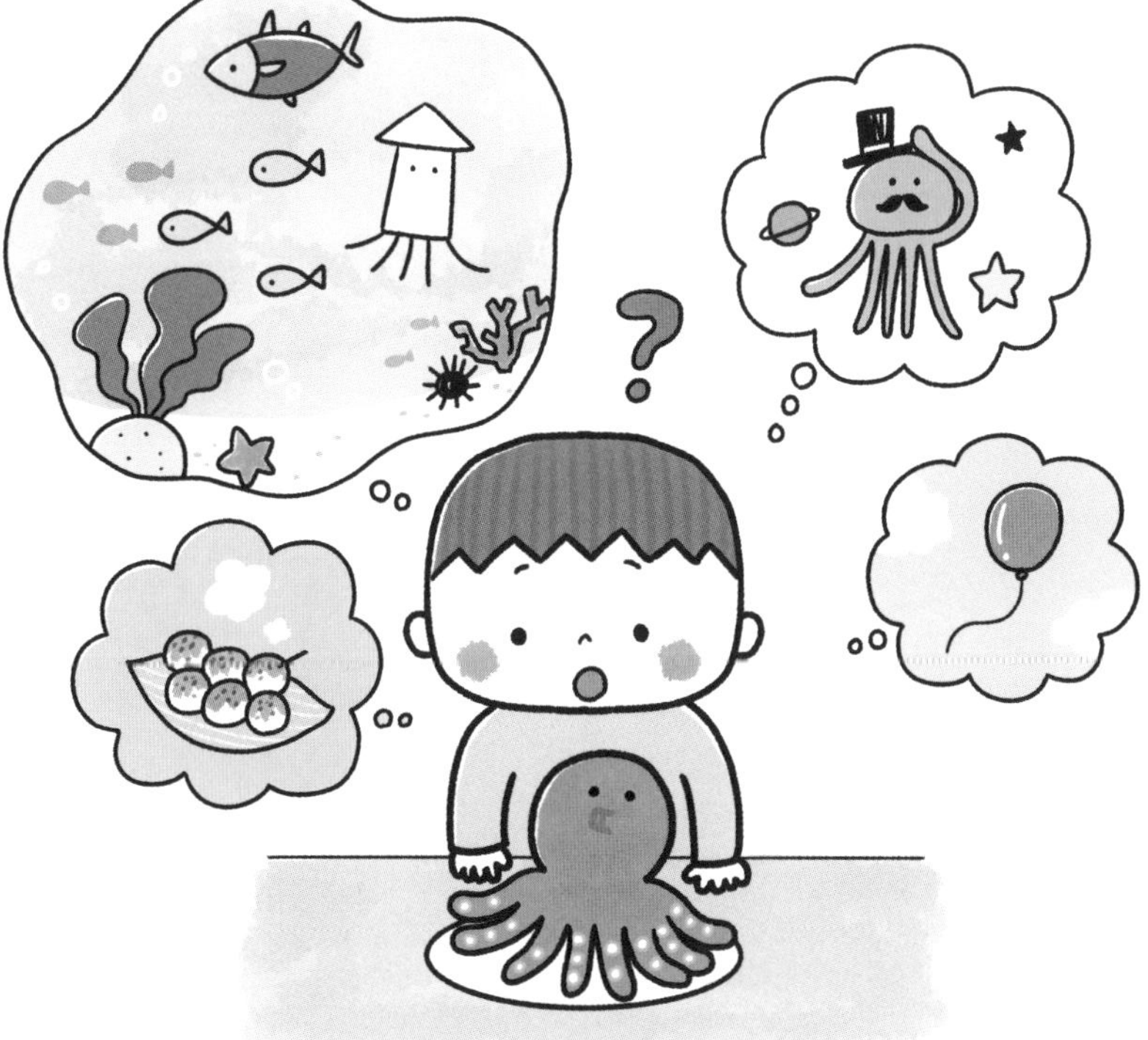

子どもの想像力は無限大! 未知の食材こそ、子どもの好奇心をいかす最大のチャンスです

つまり、「どのタイミングで、どういうコミュニケーションを取るのか?」がとても重要なのです。

これは「食べない子」に対しても同じです。よくやりがちなミスは、ステップ3「興味を持たせる」をすっ飛ばして、「食べてみたら?」と提案してしまうことです。これは先ほどのテレビの押し売りのようなもの……。当然、食べてくれる可能性は低くなりますよね。無理強いすれば、「興味を失わせる」ことにもなりかねません。

だからまずは、知ってもらい、興味を持たせることを大切にしていきましょう。興味を持てば「食べてみたら?」と言われなくても〝自分から〟「食べてみたい」という気持ちが生まれてきます。

子どもが自分から「食べてみたい」と思うためには、まず大人が認識を変えなければいけない部分があります。そこで、第2章では、まず子どもの「偏食」について考えていきましょう。

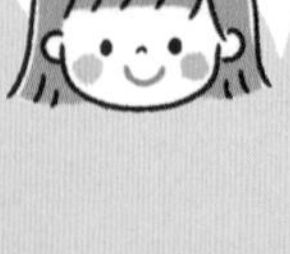

PART

2

「食べない子」が食べない〝7つの理由〟

《食べないのには理由《ワケ》がある》

第2章では、子どもが「食べない」理由をもう少し噛み砕いて解説していきます。

特に偏食タイプの「食べない子」が変わるためには、お子さんの「感覚（五感）」や「発達の段階」を尊重する必要があります。お子さんの「苦手」を受け入れた上で、少しずつ食べられるものを増やしていき、長期的に偏食対策に取り組みましょう。

「苦手」の理由は、大きく分けて7つあります。

1　見た目

2　味覚鈍麻《どんま》

3　刺激

4　食感

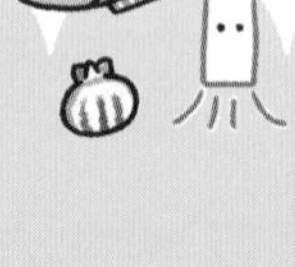

5　香り・風味

6　飲み込みやすさ

7　精神的な理由

多くの場合、「苦手」の理由は複数あります。お子さんの様子を見たり、料理の感想を聞いたりしながら、1〜7のどれに当てはまるかを分析します。

これを把握することで、まずはお子さんの「感覚」を理解し、受け入れることができます。その上で、お子さんとしっかりコミュニケーションを取って、偏食の解消を目指しましょう。

1　見た目

【傾向】

大人でも初めて目にする食材に抵抗があるように、多くの子どもは、「いつもと見た目が違う」「ちょっと変な見た目」であることで食べる意欲が減退してし

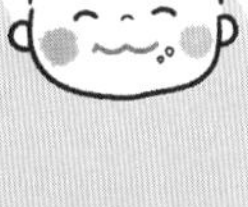

まいます。また、「前に食べてみてまずかった」「気持ち悪かった」ものを見ることで、その記憶が蘇り「食べたくない」と判断するようになります。このタイプは「いつもと同じような見た目」に安心したり、「いつもと同じ食材」と分かると食べられます。

【例】

①白いごはんは好きだが、炊き込みごはんは食べられない。

②食材が同じでも料理や形が変わると食べられない。

③同じ食器や容器にこだわることがある。

2 味覚鈍麻

【傾向】

特定の味付けや、調味料を多く使った濃い味を好みます。また、水やお茶を嫌い、ジュースばかり飲む傾向もあります。もともと味覚が感じにくい子もいますが、子どもの頃から濃い味に慣れてしまうと味覚が麻痺する上、食を味わう楽し

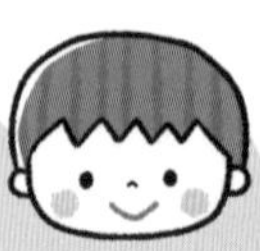

みもなくなってしまうのでオススメできません。

【例】

①白いごはんが苦手で、必ずふりかけをかける。

②醤油やソースをつけすぎる。

③カレーや丼ものを好んだり、濃い味のおかずばかりを食べる。

3 刺激

【傾向】

味を強く感じるので、濃い味付けが苦手です。また、甘い味を〝優しい味〟と感じて好む傾向があったり、果物やマヨネーズなどの酸味だけを極端に強く感じてしまい食べられなかったりします。第1章でお伝えしたように、2歳前後の味覚の発達に伴って味を強く感じてしまうケースもあるので、「これまで食べていたのに、おかしいな?」と感じることもあるかもしれません。

【例】

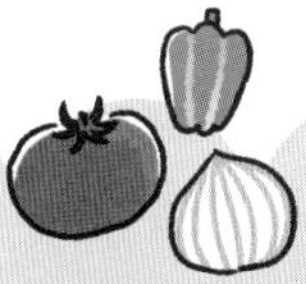

①甘い味付け以外は、薄味を好む。
②ジュースより水やお茶を好む。
③酸味や辛味、スパイスなどが苦手。

4 食感

【傾向】

口に入れた時の食感（口腔感覚）が気になり、その食材を苦手だと感じます。カリカリしたものやパリパリしたものを好む傾向があり、多くの場合は、濡れたものや、ねっとりしたものなど、やわらかい食感のものを気持ち悪いと感じます。

【例】

①カリカリ・パリパリした食感なら食べられる（まれに苦手な場合もある）。
②お饅頭などのねっとりとやわらかい食感のものが苦手。
③好んで食べる「特定の食感」がある。

5　香り・風味

【傾向】

匂いに敏感な子は、生魚を食べられなかったり、出汁の風味が強いお味噌汁やお吸い物が苦手です。香りが気になり、食べる前に必ず匂いを嗅ぐ子もいますが、匂いを嗅ぐこと自体は悪いことではありませんので、それを咎める必要はありません。

【例】

①パリパリに焼いた魚なら食べられるが生魚は苦手。

②出汁の入っていない味噌汁なら食べられる。

③香りの強いものや魚介類に苦手なものが多い。

6　飲み込みやすさ

【傾向】

トロトロした飲み込みやすいものは食べられるが、パサパサした食感のものが

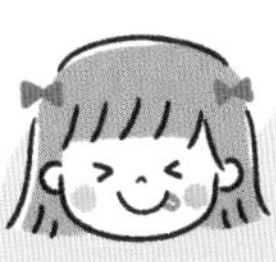

飲み込みづらいと感じたり、固いお肉や生野菜などの繊維質なものを噛み切れずに吐き出してしまったりします。吐き出したことを責めるとそれがトラウマになって、「嘔吐恐怖症」を発症したり、偏食がひどくなることもあるので、気をつけましょう。

【例】

①とろみがあるものは食べられる。

②パサパサした魚料理が飲み込みづらい。

③スジっぽいお肉や繊維質な生野菜などが飲み込めない。

7 精神的な理由

【傾向】

聴覚過敏などが原因で周りが気になり食事に集中できなかったり、親しい関係以外の人には緊張してしまったりして、ストレス状態に陥ることで食事が進まないお子さんもいます。これは「好き嫌い」とは質が異なる問題になりますが、こ

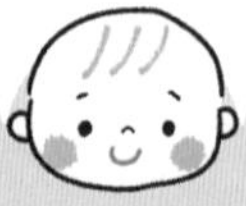

のようなケースこそ食卓でのコミュニケーションが重要となりますので、食べない理由の1つとしてぜひ覚えておいてください。

【例】
①静かな環境であれば食べられる。
②家族など親しい間柄で少人数であれば食べられる。
③緊張で食が進まなくなってしまう。

《最終的には〝見た目が9割〟》

「苦手」の理由を7つ挙げましたが、ピンとくるものはありましたか？

実は、精神的な理由を除き、子どもが成長していくにつれ、次第に「見た目」が一番の「苦手」の理由になっていきます。なぜなら、人間という生き物は、物事を判断する時に、「視覚」を使って8割以上の情報を得ているからです。

ですから、たとえば最初は「食感」が理由で食べなかった子も、次第に「見た

目」で判断するようになります。これまでは口に入れて確かめていたものを、「これは、あの時に気持ち悪かったものだ！」と見た目で判断して口にしなくなるのです。

この認識が、これからご紹介する「魔法のルール」や「魔法の言葉」の土台の1つになっていきますので、ぜひ頭の片隅に置いておいてくださいね。

《みんなのお悩み「おやつ」問題》

ここで、実は一番のネックでもある「おやつ」について考えましょう。

言うまでもなく、子どもはおやつが大好きです。この気持ちはお母さんも分かりますよね。しかし、「おやつばかり食べてごはんを食べない」のは困りもの。そんな時、大切なのは子どもの「おやつ欲求」を、うまくコントロールしてあげることです。

そのために、まずは生活習慣を見直してみましょう。

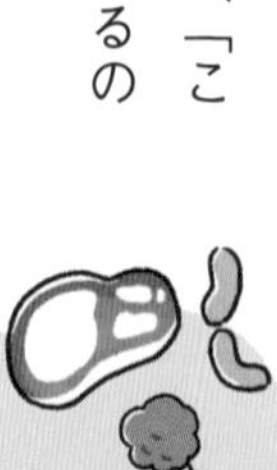

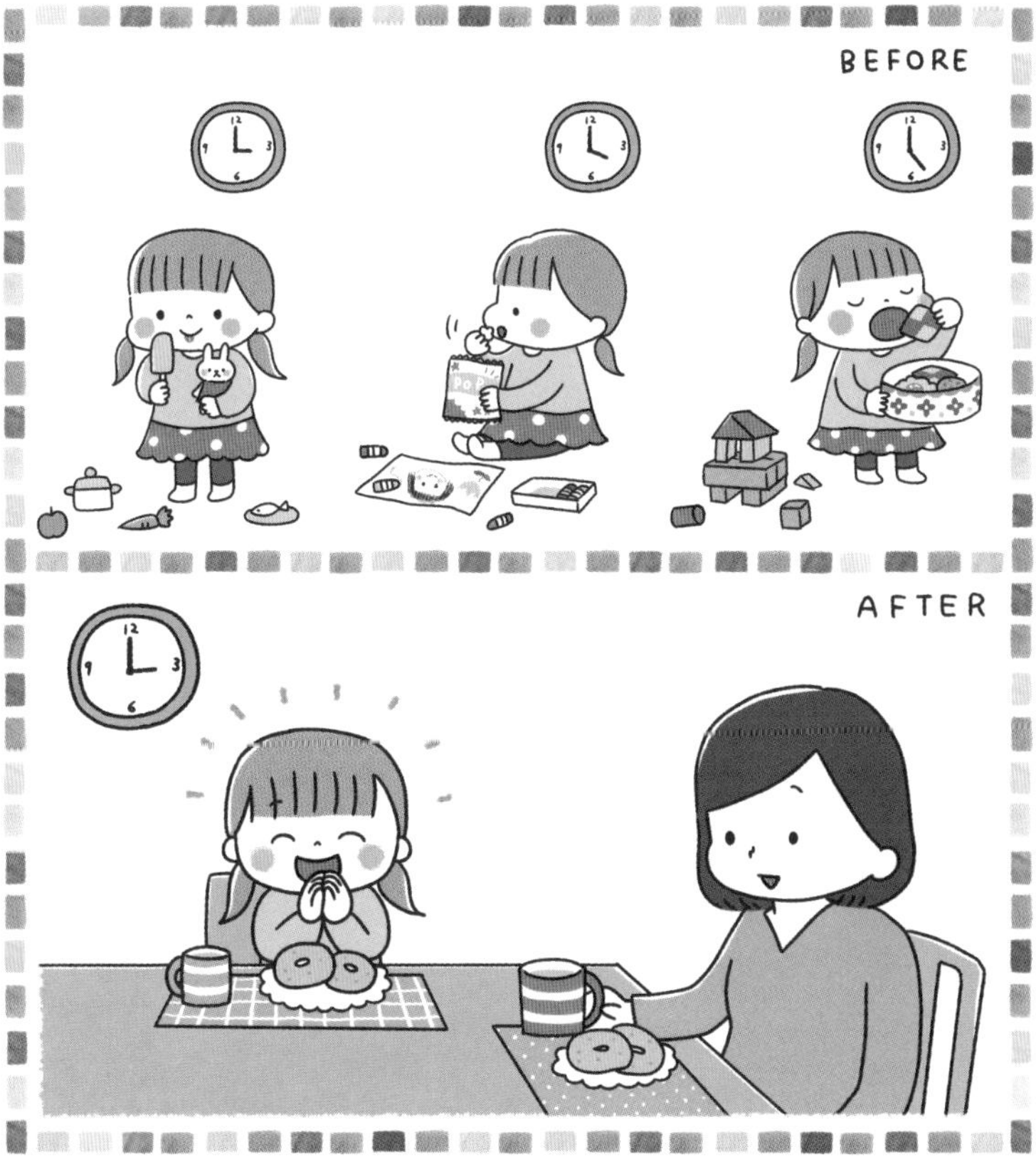

四六時中おやつを食べるより、「3時のおやつ」という特別な時間を作ることで、ハッピー度UPも期待できます

ほとんどの保育園などでは、毎日同じ時間に「おやつタイム」が設けられています。だから、遊んでいる最中に「おやつ食べたーい！」と騒ぎだす子はいないし、その欲求が爆発することはありません。

同じように、家庭でも「3時のおやつ」のように明確なおやつタイムを設けて、お母さんもお子さんと一緒にその時間を楽しむと良いでしょう。

「おやつを食べすぎてしまう」場合は、お菓子なら袋で出すのではなく、最初から個別の器に入れて出すようにします。もっと欲しがっても、「もうないよ」と伝えて、応じないようにしましょう。必要以上に買い置きしないことも大切です。

ちなみに、子どもがぐずった時にご機嫌取りでおやつをあげることが重なると、子どもは「不機嫌になるとおやつを貰えるぞ！」と覚えてしまい、要求がエスカレートして負のループに陥ってしまうこともありますから注意が必要です。

「おやつの欲求がひどくて敵わない！」「うまく対応している余裕が今はない！」という〝非常事態〟なら、本当に少しだけあげてもＯＫです。「晩ごはんが食べられなくなるから、一口だけね」と、小さなクッキーを1枚だけ渡す、ジュース

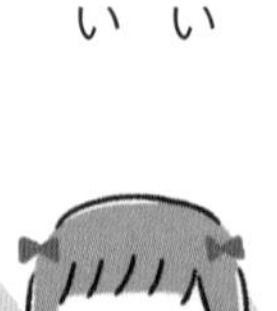

を一口分だけ注いであげる、などです。これで子どもとお母さんの気持ちをいったんリセットします。

しかしこれは本当に〝非常事態〟のみにしてください。あくまで、お母さんがうまく対応する余裕がない時の対処法です。

「おやつ問題」と同じように、「好きなものばかり食べて苦手なものを食べない」ことでお悩みのケースも少なくありません。

まず、好きなものは、食べる量を親がコントロールできるように、大皿から自由に取り分けるスタイルではなく、最初から小皿に一人分を盛り付けます。

好きなものばかり何度もおかわりをしたがる場合は、「もう用意がないから」「栄養バランスが悪くなるから」など、お子さんが納得できる理由を伝えて、基本的には応じる必要はありません。もし、それでもダダをこねるようでしたら、しっかりとおかわりのルールを設定しましょう。最初から用意しすぎないことも大切です。

たとえば「好きなもののおかわりは、苦手なものに少しでも挑戦してからにす

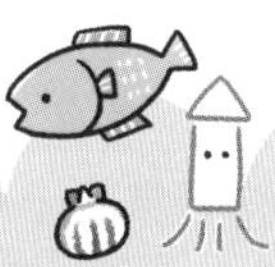

る」「おかわりは2回までにする」などです。

「おかわり欲求がひどくて敵わない！」「うまく対応している余裕が今はない！」という、どうしてもの〝非常事態〟だけは、おやつの場合と同じように、本当に少しだけおかわりをするのもＯＫとしましょう。ですが、あくまで、お母さんがうまく対応する余裕がない〝非常事態〟の応急対処で、これを常体化させないことが重要です。


第2章では、子どもが食べない〝理由〟について見てきました。

とはいえ、お母さんとしてはやっぱり「食べてほしい！」ですよね。

続く第3章では、「食べない子」が「楽しく食べられる子」に変わるための〝大人側の〟心構えについてお伝えしていきます。

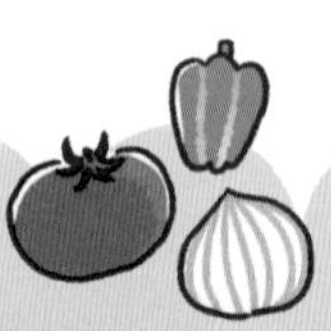

PART
3
「食べない子」が変わる魔法のルール

《魔法のルール①　1日1分！》

第3章では、「食べない子」が変わるためにお母さんに意識してほしい「魔法のルール」をお伝えします。

まず、なにより一番大切なことを「魔法のルール」1つ目に挙げます。

それは「1日1分！」です。厳密に1分を守るという意味ではありません。「やりすぎない」ための目安として、「1日1分」を意識しましょう。「食べない子」が変わるには、1日に何時間もかけるよりも、少しずつ取り組んでいく方が大切だからです。

オススメの時間帯は、忙しい朝ごはん時よりも、比較的余裕が生まれやすい晩ごはん時です。「今日は余裕がないな〜」という日はお休みして、自分が食事を楽しむことを優先させましょう！　それくらいの軽い気持ちのほうが、むしろうまくいきます。

カウンセリングに来る「食べない子」を持つお母さんは、すでに色々な工夫を自分なりに試していることが多いです。それでもなかなか食べてくれず、周りに相談しても「そのうち食べられるようになるから大丈夫！」とだけ言われて、具体的な解決策が提示されなかったり、挙げ句の果てには「好き嫌いが多いからあまり甘やかさないでください」「栄養が足りていないのでちゃんと食べさせてください」などと、責められたりするケースも少なくありません。

だからこそ、私としても、お母さんの仕事を必要以上に増やしたくはないと思っています。無理をせずに、できるところから取り入れてくださいね。

《魔法のルール② 4つの〝しすぎ〟を手放す》

「食べない子」が変わるために、まずはお母さんが「自分にはどの〝しすぎ〟の傾向があるか？」を考えてみましょう。私はこれを「大人の4つの〝しすぎ〟」と呼んでいます。具体的には次の4点です。

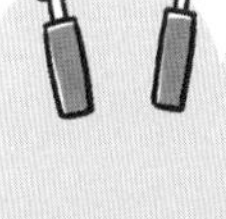

1　イライラしすぎ
2　不安になりすぎ
3　プレッシャーのかけすぎ
4　放置しすぎ

「**イライラしすぎ**」は、食べてくれないことでイライラしてしまい、食卓がギスギスした雰囲気になり、子どもがさらに食べなくなるというケースです。「楽しい」があっての「食べられる」ですから、これでは食は進みませんね。

「**不安になりすぎ**」は、子どもが食べないことを、必要以上に心配しすぎるケースです。大人の不安が子どもにうつり、余計に食べなくなってしまいます。もちろん、子どもが食べないと不安になる気持ちはよく分かります。それ自体は悪いことではありませんので、本書でその不安を解消していきましょう。

「**プレッシャーのかけすぎ**」というのは、たとえば「これくらい食べなさい！」という圧力が、その子のキャパシティを超えてしまうケースです。2018年6

月に静岡県で当時小学６年生の児童が、担任から給食の牛乳を飲むよう強制されてＰＴＳＤを発症したとして、家族がその小学校を管轄する町に対し、２５０万円の慰謝料を求める訴えを起こしました。この報道からも分かるように、子どもにプレッシャーをかけすぎると、食事のトラウマから精神障害を起こすこともあります。実際、私が会食恐怖症の６４２人に取ったアンケートでは、４分の１に当たる１６２人が「親からの食の強要が会食恐怖症の発症のきっかけになった」と回答しました。

「**放置しすぎ**」というのは、特に偏食がちな子が少しでも食べるように「好きなものしか食卓に出さない」などのケースです。これでは食べられるものがいつまでたっても広がりません。

子どもの体質だけではなく、この「大人の４つの〝しすぎ〟」が原因で食べられない場合が、思っている以上に多いのです。「食べない子」が変わるために、まずはお母さんがこれらの〝しすぎ〟を自覚し、そして手放しましょう。それが、「食べない子」が「楽しく食べられる子」に変わる第一歩なのです。

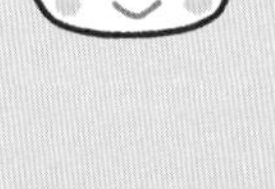

《魔法のルール③「ガッカリの公式」》

「食べない子」に悩むお母さんにお伝えしているとても大切なことが、もう1つあります。それは、「食べない子に対するガッカリの公式」です。これに気づくだけで、実は問題がものすごくシンプルになります。

「食べない子に対するガッカリの公式」は次の通りです。

食べてくれるだろうという期待ー子どもが食べた量＝ガッカリ度

お母さん自身は「うちの子が食べないから私は悩んでいる」と感じていると思いますが、実はそれだけではないのです。

子どもが食べないことで、「きっと食べてくれるだろう」「たくさん食べてほしい」「美味しい！　と言ってほしい」という自分の〝期待〟を裏切られるからこそ、さらに悩んでしまうのです。

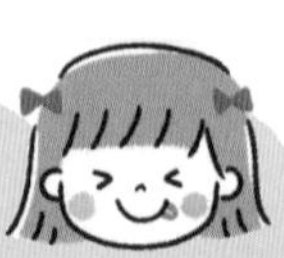

この公式を理解していると、「料理をいつもより頑張った分、期待値が高くなっちゃったんだな」「自分が期待していたよりも子どもが食べてくれず、こんなにガッカリしてしまったんだ……」などと、状況を冷静に分析できます。心持ちとしては、最初から「食べてくれるかも」という期待を持ちすぎないことが大切ですね。

《魔法のルール④　お母さんにかける魔法の言葉》

次章ではいよいよ「食べない子」にかける魔法の言葉をご紹介しますが、その前に、私がオススメするもう1つの魔法の言葉があります。それは、お母さん自身にかける、魔法の言葉です。子どもが食べてくれない時や、つい「なんで食べないの！」と言ってしまいそうになった時に、この言葉を心の中で唱えてみてください。

それは……**「そうきたか！」**という言葉です。

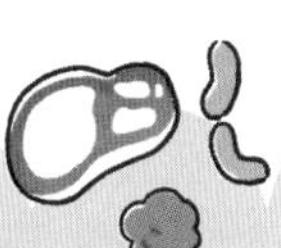

「食べない子」のみならず、普段子どもが問題を起こすと「はぁ、またか……」と落ち込んだり、「どうしよう！」と深刻になったり、「なんでそんなことをしたの⁉」と怒りたくなりますよね……。もちろんその気持ちは自然なことですが、あまり感情的になりすぎると、平常心に戻るには時間がかかります。

そんな時、「そうきたか！」と、心の中で唱えてみましょう！

すると、気持ちが引き締まり、感情的になるのを防げるので、「よし、それならやるべきことをやろう！」「今度はどの作戦でいこうかな？」と心を切り替えて、前を向くことができます。

今日から使える魔法の言葉です。ぜひ試してみてください。

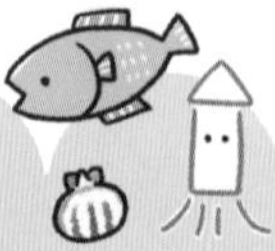

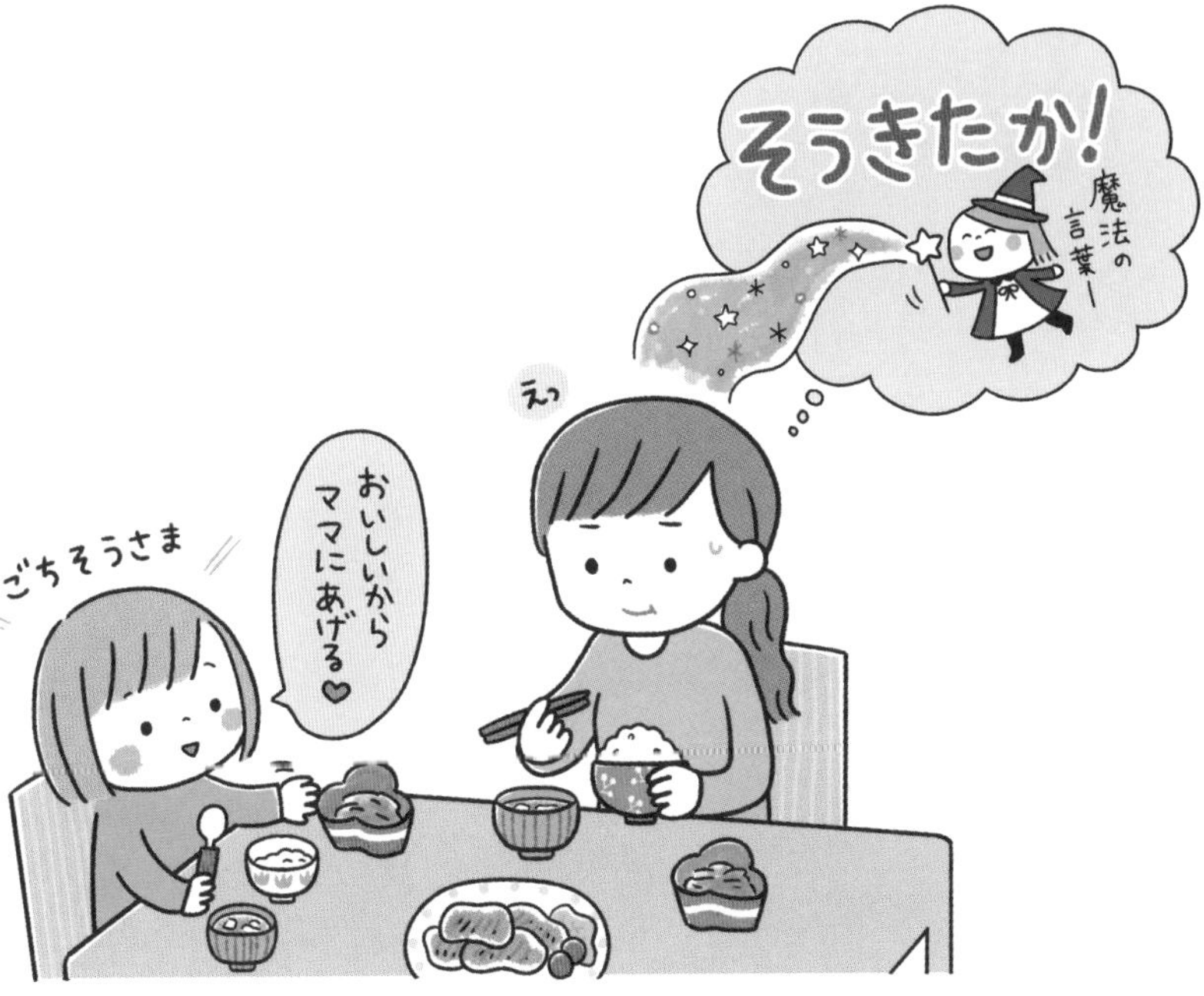

年齢が上がるにつれ、お子さんとの知恵くらべになっていくかもしれません。こんなしたたかなセリフも飛び出すかも!?「これもまた成長！」と思いましょう

《魔法のルール⑤　子どもが自分で決める》

社会心理学で「一貫性の法則」という原理があります。簡単にいうと「人は自分で決めたことを守りたがる」という意味です。

これは「食べない子」も同じです。

たとえば「しっかり食べようね！」と言うよりも「どれくらい食べる？」と聞いて、自分で決めてもらった方が、事がスムーズに運びます。

給食を残す子がいない保育園として有名な「さくらしんまち保育園」では、この「自分で決める」ことを重視しています。

さくらしんまち保育園の給食は、セミビュッフェ形式で行われています。配膳台の前に補助として先生が立ち、子どもたちにどれくらい食べるか聞いて配膳しますが、この時、こんな会話が交わされます。

先生：「Aくんは、サラダどれくらい食べる？」

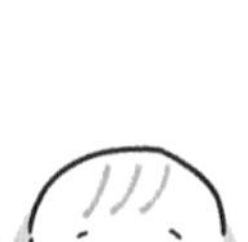

Aくん：「いっぱい食べる！」
先生：「Bくんは、どうする？」
Bくん：「トマトはイヤだー!!」
先生：「1個くらいは食べてみたら？」
Bくん：「じゃあ1個だけ食べる！」

このような対話の上で、給食が配膳されます。「トマトがイヤだ」という子に対して、完全に放っておくわけではないのもポイントですね。

こうしてしっかりとコミュニケーションを取ることで、強制せずとも、子どもたちが自分の意思でどれくらい食べるかを決めるようになるので、「自分で選んだものだからちゃんと食べよう」と思うわけですね。

他にも、「7時になったらごはんよ！」と言うよりも「何時からごはん食べたい？」と聞いてみたり、「ごはん前にお菓子はダメよ！」と言うよりも「ごはんを食べられなくなるから後にしたら？」と聞いてみるなど、いくらでも応用でき

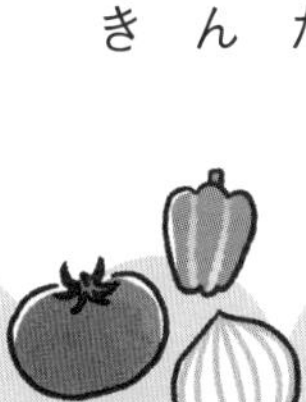

ます。

ちなみに、さくらしんまち保育園では、食べる量だけではなく「食べ終わる時間」も子どもたちが決めています。3歳児以上になると、テーブルに班のメンバーがそろったら、時計を見て「この時間までにみんなで食べようね！」と子どもたちが終わりの時間を決めて食べ始めるのです。

他にも、食器や子ども用の椅子、テーブルなどを買う際も、一緒に選ぶと食に前向きになるケースがあります。

子どもの場合は、たくさんの選択肢があると逆に選べないことがあるので、その際はお母さんが事前に2案ほど用意しておきます。その上で「AとBだったらどっちが良い？」と選ばせてあげると、子どもが選びやすくなります。

《魔法のルール⑥　苦手なものは25％》

「大人の4つの〝しすぎ〟」の1つに、「放置しすぎ」を挙げましたが、第1章でもお伝えした通り、苦手なものでも食卓に並べましょう。

基準としては、「苦手なものはメニューの25％までならOK」です！

たとえば、ピーマンがとても苦手な子がいたとします。どの程度苦手なのかにもよりますが、ここでは「少しも口をつけられないほど苦手」というケースを想定しましょう。すると、その子にとっては「ピーマンの肉詰め」を1つ食べるだけでもとてもハードルが高いですよね。そういう場合は大皿盛りにして、ピーマンが占める割合をメニュー全体の25％までにしましょう。

一方で、同じピーマンを使った料理、たとえば肉野菜炒めの場合に、ピーマン以外の食材を食べられるのであれば、個別盛りにして、ピーマンを一切れだけ入れてあげます。この場合は、メニューの1％からでOKです。ポイントは、子どもから近ければ近いほど、25％よりも少なくして良いということです。

これが0％、つまり苦手なものが一切並ばない食卓になると、その子の食は広がらずに、偏食のまま大人になってしまう可能性が高くなります。私は、食の個性は尊重するべきだと思っているので、大人の偏食が悪いとは断言しませんが、

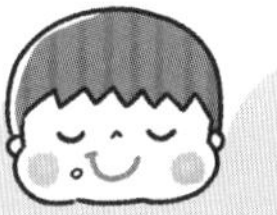

大きくなるにつれて給食や会食などの場面で苦労しがちです。

《魔法のルール⑦　食材にポジティブイメージを！》

初めての食材は、子どもにとっては怖い存在です。大人でも、海外旅行先で見たことのない料理が出てきたら、ちょっと怖いですよね！　人生経験わずか数年の子どもにとっては、そういった食材や料理がたくさんあるのです。

大人の場合、物事を考える時に、無意識に具体概念と抽象概念を行き来させることができます。だから、もともとりんごを知っていて、初めて梨を見た大人がいたとしても、「これは形がりんごに似ているから、それと近い果物なんじゃないかな？　それなら食べても大丈夫だろう！」と考えられます。

しかし、子どもは具体と抽象が行き来する思考力がまだ未発達です。つまり、りんごを知っている子が初めて梨を見た時に「同じようなもの」と認識することは難しいのです。だからりんごを食べられる子でも、初めて見る梨を警戒します。

特に子どもは少しの違いにとても敏感です。こういった場合は大人が、「これはりんごのお仲間さんで、甘くて美味しいんだよ〜！」などと教えてあげることが大切です。

また、「同じメニューのはずなのに、いつもと少し違っただけで、子どもが食べない」という経験を持つお母さんも多いのではないでしょうか？

たとえばいつも食べているお母さんのカレーを、子どもは「これがカレーなんだ！」と認識していた場合、おばあちゃんが作ったカレーは、「いつものカレーじゃないから、これは初めての料理だ！」と認識してしまうのです。こういった場合は、「これもカレーの1つなんだよ！」と時間をかけて教えてあげることで解決します。

ですので、苦手なものや初めてのものでも、〝食べなくても〟並べた方が良いのです。5つのステップのとおり、まずは知ってもらったり、目を慣らしたり、興味を持ってもらうことがとても大切です。

子どもの場合は、「食べないと思っていたのに、いきなり食べた！」というこ

とが本当によくあります。セミナーなどでもよく「これは食べないだろうと思っても、食卓には並べておいたほうが良いですよ〜！」とお母さんにお伝えするのですが、その日のうちに「食べないだろうと思っていたものを晩ごはんに並べたら、自分から食べてビックリです！」と報告をいただくことがあります。

ちなみに、食卓に並べるというのは、子ども用に用意するというわけではありません。まずはお母さんやお父さんが食べるだけでも良いのです。そうすると、必ずといっていいほど子どもは興味が湧くものです。

小さい頃、コーヒーを飲んでいる大人に憧れませんでしたか？

今、コーヒーを飲んでいる大人は、「コーヒーをちゃんと飲みなさい！」と、子どもの頃に強制されていないはずです。これは大人が飲んでいて、憧れのようなポジティブイメージをコーヒーに対して抱いたからでしょう。

ですから、「食べなくてもいいから、苦手なものや初めてのものでも食卓に並べてみる」ことをまず実践してみましょう。その基準は「食卓の25％まで」ですね！

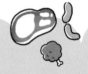

ちなみに、「お弁当にも苦手なものを入れた方が良いですか？」という質問をよくいただきますので、それについても回答しておきます。

お弁当の場合は「好きなもの・子どもが食べられるもの優先で良い」です。

なぜかというと、お弁当は冷めてしまったり、形が崩れたり、他のものと混ざったりなど、苦手なものに挑戦しにくいコンディションだからです。

また、メンタル面からもオススメしません。お母さんも、作ったお弁当に残食が多いと、あまり良い気持ちはしないと思いますが、子どもも「お弁当はなるべく残したくない」と感じているものです。

私は、お弁当は「食は楽しいもの！」と、体験してもらう1つのツールと捉えているので、苦手なものを積極的に入れなくても良いと考えています。お家である程度食べられるようになってから、お弁当に入れるようにしましょう。

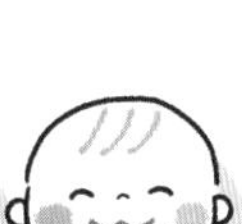

《魔法のルール⑧　好き嫌いは〝悪〟ではない》

そしてとても大切なのが、「好き嫌いなく、何でも残さず食べられる」ようになる必要はないということです。もちろん、「栄養をしっかり補えているかどうか」を見るのは、親としてとても大切なことです。しかし、「好き嫌いなく、たくさん食べられる子の方が良い」という価値観はとても危険です。自分に対してはまだしも、子どもや他人に食を押し付けてしまうことになりかねません。押し付けられてしまえば、自分から楽しく食べられる未来が遠ざかってしまいます。

そもそも、嫌いなものが多いからといって、社会的に活躍できないわけでもありません。食事による体づくりが大切なスポーツの世界ですら、野球だとイチローさん、サッカーだと中田英寿さん、体操では内村航平選手、フィギュアスケートでは宇野昌磨選手、テニスでは大坂なおみ選手などは、野菜があまり好きではないようです。ですが、その世界で大活躍していますよね！

要は、その人の食の個性を周りが理解することが一番大切なのです。

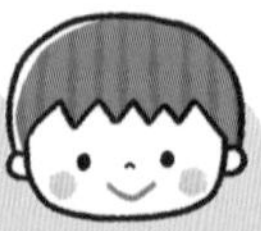

「全部食べられる子」を目標とする必要はありません。何度もお伝えしている通り、「楽しく食べられる子」になることが最優先です。

ただ、「残したものがもったいないじゃないか！」と思う方も多いと思います。この考え自体は、自然や命の恵みを大切にする気持ちや、食材・料理を作った方への感謝の気持ちですから、とても尊重すべき考え方だと私も思います。

しかし、そのように考えられるのは、その人が既に食に対して前向きなイメージを持っているからなのです。だからこそ、自分から「食材は大事にしよう」「もったいないから食べよう」という、素敵な意識が生まれるのですね。

それは決して押し付けから生まれるものではありません。「もったいない精神」を押し付けることで、未来に自然と出てくるはずの「もったいない精神」を犠牲にする可能性があるということです。

よく「野菜を残すと農家さんが悲しむからちゃんと食べなさい」という勧め方がありますが、その押し付けによって、子どもがその野菜を嫌いになってしまった方が、農家さんも悲しむのではないでしょうか？

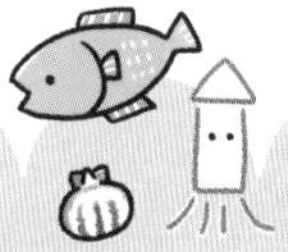

「楽しく食べられる」土台があれば、自然と命の恵みを大切にし、作ってくれた人たちへの感謝が芽生える子になりますから、心配はいりませんよ。

《魔法のルール⑨　スモールステップを大切に》

「食べない子」が「楽しく食べられる子」になるためには、大人と子どもの「食べるまでのステップのズレ」を認識する必要があります。

大人が想定する「食べられない」↓「食べられる」までのステップは、

「苦手なものがある」
↓**「一口でも食べさせてみる」**
↓**「子ども用に取り分けてみる」**

くらいのものです。

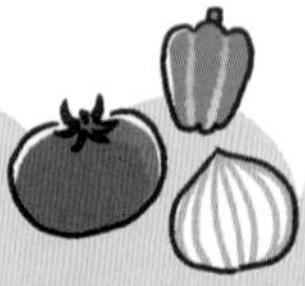

しかし、子どもが実際に感じているステップは、次のようなイメージです。

「苦手なものがある」
↓
「食卓に並んでいる」
↓
「パパママが食べている」
↓
「その食べ物について関心が出てくる」（これ、なんだろう？）
↓
「その食べ物についての情報を得る」（これって、そういう食べ物なんだ！）
↓
「食べ物について興味が湧く」（ちょっと気になるなぁ）
↓
「試しに匂いを嗅いでみる」
↓
「ペロッと味見をしてみる」
↓
「一口食べてみる」
↓
「自分用として食べる」

これくらいの差があるのですね！

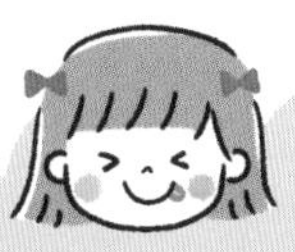

これを頭に入れておくメリットはたくさんあります。

まず「食べていない状態でも、食べるための準備は子どもの内側で始まっている」と理解できるので、あまり焦らなくなります。

そして、1つ1つのステップが非常に細かいので、「今この段階だから、次はこうしてみようかな」と具体的な行動プランを立てやすくなります。

また、子どもとの関わり方として非常に大切なのは、「常にできているところ（少しでも前に進んだ部分）」を見ることです。そうすると、さらに食べてくれるまでのスピードがアップします。

たとえば「料理の匂いを嗅いだだけで食べなかった」ことがあったとします。そういう時に今までだったら、「せっかく作ったのに匂いを嗅いだだけで、食べないなんて！」と思っていたかもしれません。それを、「今日は匂いを嗅いだから一歩前進したな！」と見てあげるようにするのです。

「本当にそれでいいの？」と思うかもしれませんが、まずはここから始めることが大切です。大人に置き換えてみてください。「ダイエットのために毎日5キロ

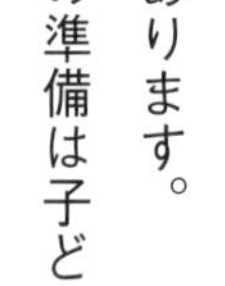

ジョギングしよう！」と思った人がいたとします。しかし余裕がなくて3キロしか走れなかった日がありました。そんな時に、周りの人に「5キロ走るって言ってたよね？　全然できてないじゃん。それだったらダイエットにならないよ」なんて言われたら、やる気がなくなりますよね。それよりも「3キロでも続けられているってすごいね！　きっとその調子だったらダイエットもうまくいくと思うよ！」と言われた方が、「よーし、じゃあこれからも頑張ろう！」と思うのではないでしょうか？

　ですので、まずは頭の中で先に挙げた「スモールステップ」を意識しましょう。焦りすぎず、「1ヶ月に1つステップアップしたら順調」といっても良いくらいです。その上で、「できているところ」を見ていくようにしましょうね！

《魔法のルール⑩　心の状態を見る》

日によっては「一気にステップが進む」というケースもありえます。

よくあるのが、「特別なシチュエーションだと食べた！」というケースです。たとえば、子どもが行きたがっていたレストランに連れて行ったら苦手なものを食べたり、家族で行ったバーベキューでいつも食べないものを自分から食べたりします。

私は保育士さんや学校の先生に給食指導についても教えていますが、食べられない子と一番仲の良い友達を隣の席にするなどの工夫をすると、いつもより食べる量が増えるということはよくあります。

つまり、食が進むのは、その子の心の状態が良い時なのです。

これは、逆を考えてみれば分かりやすいと思います。たとえば、いつもよく食べる大人だとしても、ものすごくショックな事が起きたら、そのタイミングで食欲は湧かないですよね？

第4章では、食卓における「声かけ」について取り扱っていきますが、そのベースとなる「子どもの心の状態が良いかどうか」は、必ず忘れないでくださいね。

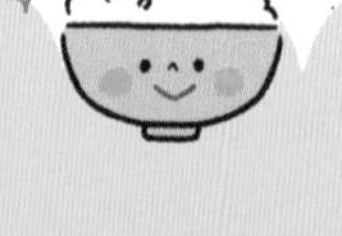

《魔法のルール⑪　迷ったら「自分が楽しい方」》

食卓でのコミュニケーションにおいて、意外と重要なことがあります。それは、「迷ったら『自分が楽しい方』を最優先にする」ということです。「子どもにとっての楽しい方」ではありません。これは「あなたが楽しい方」を最優先にするという意味です。

　これは先に挙げた給食を残す子がいない保育園、「さくらしんまち保育園」でも大切にしていることです。

　ある時、おやつの時間に部屋にジャズミュージックが流れていました。小嶋園長先生はその意図について、「実験的な取り組みですが」という前置きの上で、「子どもたちがリラックスすることはもちろんですが、それ以上に現場の先生たちに少しでもリラックスしてほしいから」と教えてくれました。

　お家でも、子どもの楽しさばかりを優先すると、自分の心の充実が疎かになってしまい、結果的に食卓の空気はどんよりしてしまいます。

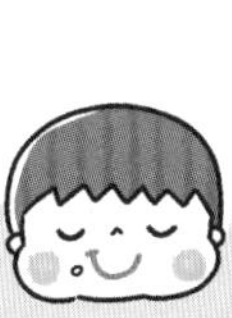

子どもがどうしても食べてくれない時、頑張りやさんのお母さんはつい「ここで踏ん張らないと」と思ってしまいますよね。でも、それでお母さんがしんどくなってしまっては、結果的にイライラが募り「なんで食べないの！」となってしまいます。そんな時は思い切って「今日は諦める」という選択肢を選びましょう。「苦手なものも食卓に出さなくてはいけないから」と、無理に毎日子どものためのメニューを考える必要もありません。お母さんが「今日はこれが食べたい！」と思ったら、今日の献立はお母さんの食べたいものにして良いのです。「お菓子を控えさせないと……」と思いすぎて、自分までお菓子禁止にすることもありません。時にはお子さんと楽しくお菓子を食べてもいいし、たまには一人でこっそり食べたって良いのです。

お母さんの心が安定していれば、食卓の雰囲気も明るくなります。それがお子さんの食のサポートにもなるのです。

だから、「迷ったら自分が楽しい方」……忘れないでくださいね！

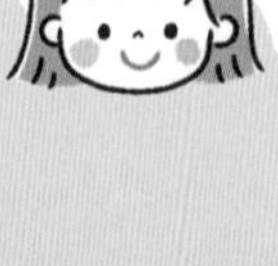

さて、前置きが長くなりましたが、これで「食べない子」が変わるための、お母さんの心の準備は整ったのではないでしょうか。続く第4章では、いよいよお子さんにかける「魔法の言葉」をご紹介していきましょう。

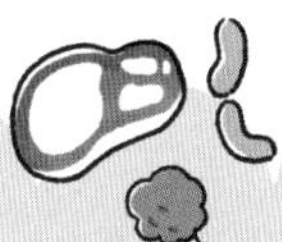

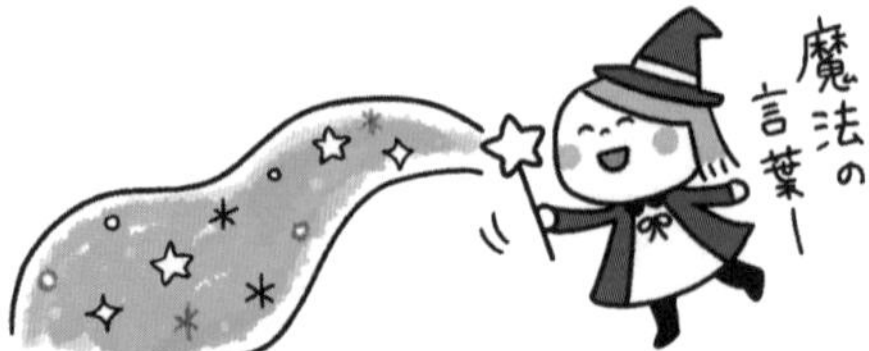
魔法の
言葉ー

PART

4

「食べない子」が変わる魔法の言葉

《声かけのステップ》

第4章では、実際の食卓における「声かけ」について、今日から使える「魔法の言葉」をお伝えしていきます。

まず、第1章でお伝えした、「食べない子」が「楽しく食べられる子」に変わるための5つのステップをおさらいしましょう！

ステップ1　知らない
ステップ2　知ってもらう
ステップ3　興味を持たせる
ステップ4　触れてもらう
ステップ5　食べてもらう

でしたね。はじめての食材や料理を食べてもらおうとして、いきなり「一口食

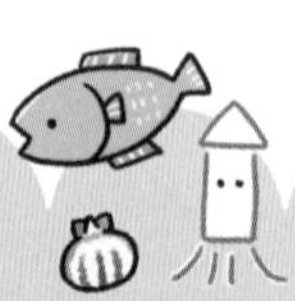

べてみる？」と提案するのは、少しハードルが高いわけです。

また、第3章では、もう少し細かく、子どもにとってのスモールステップについてもお伝えしました。こちらもおさらいですが、子どもにとってのステップは、

「苦手なものがある」
↓
「食卓に並んでいる」
↓
「パパママが食べている」
↓
「その食べ物について関心が出てくる」（これ、なんだろう？）
↓
「その食べ物についての情報を得る」（これって、そういう食べ物なんだ！）
↓
「食べ物について興味が湧く」（ちょっと気になるなぁ）
↓
「試しに匂いを嗅いでみる」
↓
「ペロッと味見をしてみる」
↓
「一口食べてみる」
↓
「自分用として食べる」

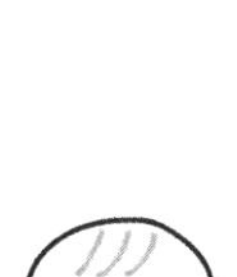

でしたね！
このスモールステップを念頭において「魔法の言葉」を実践していきましょう。

《子どもの「自己肯定感」を意識する》

大切な前提として、食卓を子どもにとっての「自己肯定感が上がる場」にするという意識が重要です。

自己肯定感というのは、「どんな自分でも価値があるという感覚」をさします。子どもの自己肯定感が上がるためには、「無条件で受け入れられること」「無条件で高く評価してもらえること」が大切です。

逆に、「全然食べなくてダメじゃないか！」などと、否定的なことを言われる場合はもちろん、「好き嫌いをせずに食べて良い子だね！」など、〝条件付き〟で評価される場合も、自己肯定感は下がります。

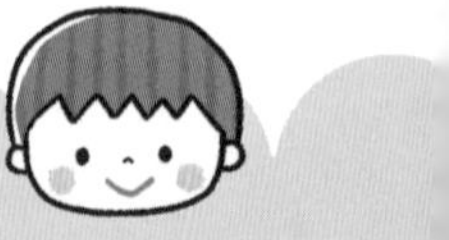

つまり〝食べられるか食べられないか〟で〝良い悪い〟のジャッジをする必要はないのです。

それでは、その前提の上で「食べない子」が変わる「魔法の言葉」についてお伝えしていきますね！

《魔法の言葉①「〇〇って知ってる？」》

これは食材に興味を持たせるために、とても有効な声かけです。

突然ですが、あなたは「ヒトデは食べられる」ことを知っていますか？

種類によりますが、一部の地方にお住まいの方以外は知らないのではないでしょうか。

そして今、「ヒトデは食べられる」と知ったあなたは、自然と「え、食べられるんだ！」「どんな味がするんだろう？」などと、少し興味を持ったのではないかと思います。もしかしたら、「食べてみたい！」まで進んだ、好奇心旺盛な方

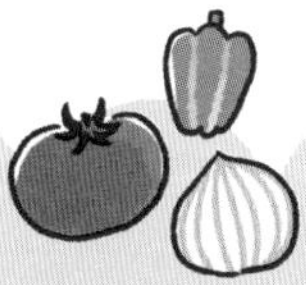

もいるかもしれません。

今、体験していただいたように、**「○○って知ってる？」**という言葉は、子どもの好奇心をそそるとても有効な声かけです。しかもシンプルで使いやすいのが良いところ！　既に子どもが知っている食材や料理でも、話題に出すことで興味を持つ可能性があります。たとえば「お魚もちゃんと食べようね！」と言われるよりも「お魚を食べると、どうなるか知ってる？」と言われた方が、なんだか魚に興味が湧きませんか？

また、「○○って知ってる？」は食卓だけではなく、ごはんの前や普段のちょっとした時間に、クイズのように子どもと楽しめる会話でもあります。

特に、はじめての食材や料理を出す前に、一度「○○って知ってる？」とコミュニケーションをしてから作ると、いつもより「興味が高い状態」で、その食材や料理が出てくることになります。楽しく食べてくれる可能性も、当然上がりますね。

1日1分どころか、10秒から実践できるので、「○○って知ってる？」を意識的に増やしてみましょう！

《魔法の言葉②「いつもと違う！」》

先ほどの「○○って知ってる？」は、子どもが見たことのない食材や料理に対して使いやすい言葉ですが、次にご紹介するものは、よく見慣れている食材や料理に対しての声かけです。

それが、**「いつもと違う！」**です。

たとえば、「このきゅうり、いつものよりもトゲトゲがいっぱいなんだよ！」「このぶどう、いつも食べているのよりも高級なんだよ！」「このお魚、いつもよりも新鮮なんだよ！」といった具合です。

もちろん、スモールステップを踏むことが大切なので、この声かけの後にすぐ食べてもらう必要はありません。食べてもらう以前に、食材や料理に対してのポジティブな情報量を増やしておくことが大切なのです。

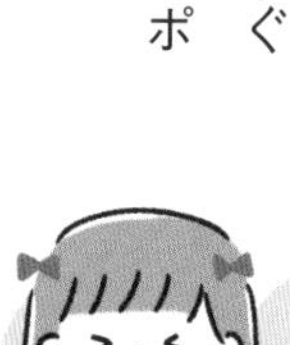

「本当にこれだけで興味を引き出せるの？」と思うかもしれませんが、あなた自身もきっと一度は、この手法を体験しているはずです。

たとえば居酒屋のメニューに「ポテトサラダ」と書かれているよりも「自家製ポテトサラダ」と書かれている方が食べたくなりませんか？　自家製という「いつもと違う！」と思わせる一言だけで、人はかなり興味を引かれるのです。

また、「このお味噌汁は、いつもと違うところが2つあります。分かるかな？」というクイズ形式もオススメです。毎日やる必要はありませんが、子どもは楽しいことが大好きなので、クイズにすると盛り上がりますよ！

大切だからこそ何度も言いますが、この時点で食べてくれる必要はありません。こういったコミュニケーションを通して、食材や料理、そして食そのものに、興味を持たせることが大切なのです。

他にも、「お肉を食べると、筋肉が付いて、足が速くなるんだよ！」というように、食べた方が良い理由を、前向きな情報とともに伝えることも良い声かけです。その時のポイントは「子どもの興味があることと食を結び付けること」です。

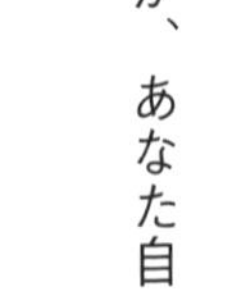

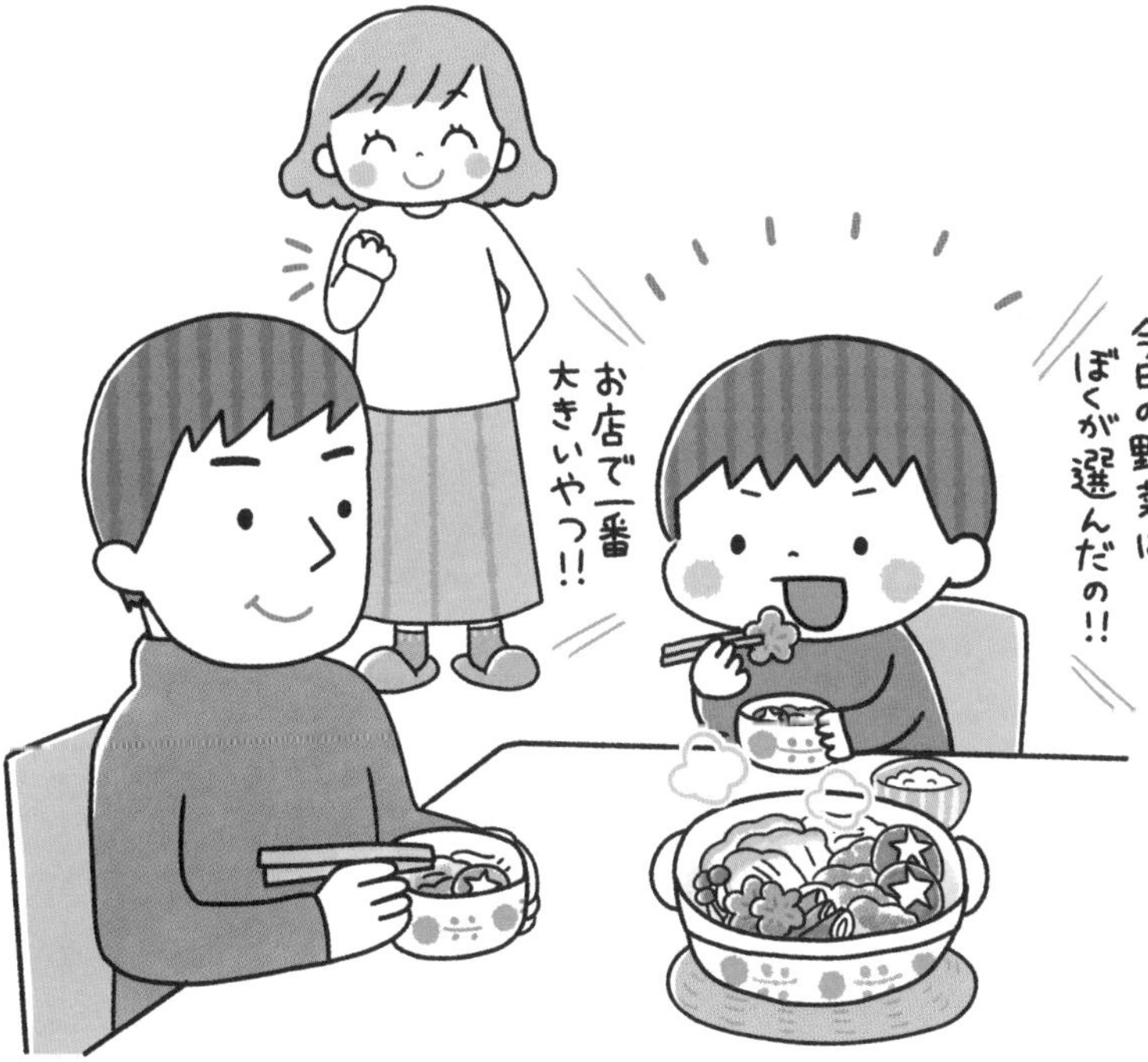
今日の野菜は
ぼくが選んだの!!
お店で一番
大きいやつ!!

子どもは自分の感動体験を人に話すのが大好きです。
「いつもと違う！」を実体験として味わうことで、食へのモチベーションもグン！と上がるでしょう

運動が好きな子なら「足が速くなる」「ボールを遠くに投げられるようになる」などが良いでしょう。勉強が好きな子には「頭が良くなる」「集中力が上がる」などが良いですね。おしゃれに興味がある子には「キレイになる」「スタイルが良くなる」などと言ってみると良いかもしれません。

我が子の興味があることを一番知っているお母さんだからこそ、その子に合った結び付けを思いつくはずです。

《【秘儀！】認めて打ち消すコミュニケーション》

「いつもと違う！」の応用、名付けて「認めて打ち消すコミュニケーション」をご紹介しましょう。

たとえば、トマトの食感が苦手な子のために、それを考慮した調理法で料理を作ったとします。

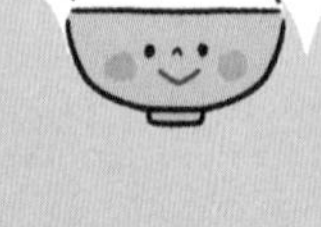

「トマトのどんなところが嫌い？」

「食感が気持ち悪い！」

「食感が気持ち悪いんだね（認める）。でも、このトマト料理は、食感が気持ち悪くないように作ってみたよ（打ち消す）。感想を聞かせてね」

これが「認めて打ち消すコミュニケーション」です。〝苦手な食感ではない〟という安心感を与えた上で、「感想を伝えるために食べてみようかな」という意欲を湧かせることができるかもしれません。

さまざまなシーンで活用できる手法なので、ぜひ覚えておいてくださいね。

《魔法の言葉③「同じものだよ！」》

第2章でお伝えしたとおり、「苦手」の9割は「見た目」に集約されます。そこで、見た目を意識した上で、お子さんに**「同じものだよ！」**と伝えることで「苦

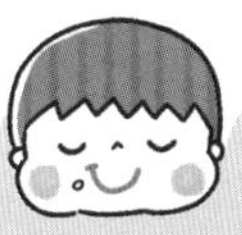

手」を克服できるケースがあります。

たとえば、鶏の唐揚げは食べられるけど、鶏肉の煮物は食べられないという場合、鶏の唐揚げを食べた後に、鶏肉の煮物を見せながら、「同じお肉なんだよ」と教えるのです。実物が食卓になくても、スマホで写真を見せながらでも効果があります。

《魔法の言葉④「同じものだよ！」ほのめかし編》

切り方や調理法によって好き嫌いが分かれる場合には、「先に苦手な形を見せておく」のがポイントです。

たとえば、生のキャベツの千切りは食べないけれど、お好み焼きに入れたら食べる子がいます。この場合は、最初からお好み焼きを作って出すのではなく、最初は食べなくても良いので、キャベツの千切りを食卓に出します。そして、案の定食べないことを確認した後、そのキャベツの千切りを台所に持っていき、お好

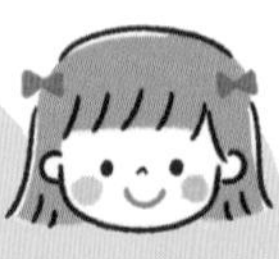

み焼きにして出します。つまり、目の前で異なる形状を見せることで「同じものだ！」と子ども自身に気付かせるのです。

すると、「生のキャベツの千切りも食べられるかもしれない」と、お子さんが次第に感じるようになるので、ぜひ「先に苦手な形を見せておく」方法を取り入れてみてください。

《魔法の言葉⑤「同じものだよ！」分解編》

苦手なものを「見た目」で判断している場合、食材が「混ざっている」ことで食べられないというケースがあります。

そんな時にオススメなのが、食材ごとにお皿を分けて出すという方法です。

味噌汁を「具材」と「汁」に分けて出す、カレーなら「ごはん」と「具」と「ルー」に分けて出す、焼きそばなら「麺」と「キャベツ」と「ピーマン」、「玉ねぎ」を分けて出す、など……。そうすることで、食べられることがあります。

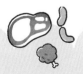

最初は普通の形で出してみて、案の定食べないことを確認した後、食材を分けてあげるようにしてください。そうすると視覚的に「あ、同じなんだ」と感じやすくなり、元の料理のままで食べてくれるようになっていきます。

《魔法の言葉⑥「匂いを嗅いでみる？」》

第1章「5つのステップ」でお伝えした通り、「興味を持たせる」の次は「触れてもらう」、そして最後に「食べてもらう」です。

この段階で有効なのが**「匂いを嗅いでみる？」「ちょっと触ってみる？」「ペロッとなめてみる？」「一口食べてみる？」**といった言葉です。

「匂いを嗅ぐのは行儀が悪いのでは？」と感じる方もいるかもしれませんが、食への前向きな興味が土台にあってこその「お行儀」です。そもそも、試しに匂いを嗅ぐのは動物の本能として理にかなっています。現代の日本では当たり前のように食の安全が保証されていますが、そうではなかった時代に、「命の危険がな

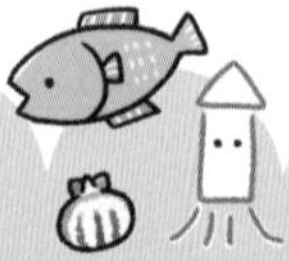

いかどうか」を確かめる手段として、匂いを嗅ぐのは日常的なことでした。ですから、「匂いを嗅ぐ」ことに過度なネガティブイメージを持つ必要はありません。

そして、よくカウンセリングをしていて思うことが2つあります。1つ目は、「一口食べてみる？」という提案が早すぎたり、食事のたびに言ったりしているお母さんが多いことです。「食べてもらいたい」という気持ちは分かりますが、最初は食べなくても良いことを思い出してくださいね。

重要なのは「一口食べてみる？」という提案は〝必殺技〟だという認識でいることです。『ドラゴンボール』でいえば、元気玉のようなもの！　ここぞの場面でしか使いませんよね。必殺技を出す前に子どもが自分から「食べてみたい」と言いだすくらい「興味を引き出すこと」が肝心です。

2つ目は、一口が大きすぎるということ。仮に舌をちょっとつけただけでも、それは素晴らしいステップアップです。「小さすぎる」と思うくらいの一口で構いません。目安は大人の一口の4分の1以下です！　それくらいのスモールステップで、焦らずいきましょう。

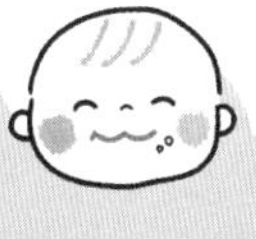

《【注意！】絶対に言ってはいけないNGワード①》

これだけは絶対に言わないでほしい言葉があります。

それは、頑張って一口食べた後の**「じゃあ、もう一口！」**です！

一口食べた後の「もう一口！」は、お子さんとの信頼関係が崩れるきっかけになります。これを言ってしまうと、次からの「食べてみる？」がうまくいかなくなります。

こんなことを教えてくれたお母さんがいました。

「息子に『一口食べてみたら？』と言ったら『どうせまた〝もう一口〟って言うんでしょ！』と言われてしまいました（苦笑）」

これは大人で考えてみれば次のようなことです。

出勤すると、上司から「今日頑張ったら明日は休みにするから、今日の仕事を頑張ろうね！」と声をかけられました。あなたはその言葉を胸に仕事を頑張りましたが、帰り際に上司から「今日はよく頑張ったね！　じゃあ明日もまた出勤し

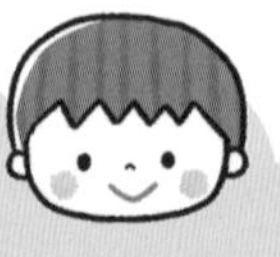

ようか」と一言。……こんな会社、辞めたくなりますよね！

だからこそ、頑張った後の「もう一口！」はＮＧです！

焦る必要はありません。その日にいっぱい食べなくても、また食べられれば、それで良いのです。

《魔法の言葉⑦「〇〇食べたね！」》

よくお母さんから「今まで食べなかったものを食べた時に、どうリアクションを取れば良いのでしょうか？」という質問を受けます。

私の答えとしては、**「食べたことをそのまま声に出して言う」**です。大げさに喜んだりする必要はありません。

よく大げさに褒めるお母さんがいますが、これはベストではありません。なぜなら、大げさに褒めることは、「食べたから褒められた」という〝条件付き〟の評価だからです。条件付きの評価は自己肯定感が下がりやすいことを先ほどお話

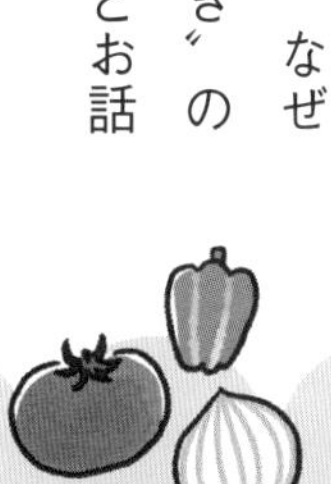

ししましたね。

だからといって無反応では、子どもにとってはせっかくの頑張りを評価してもらえず、モチベーションも下がってしまいます。

だから、「食べたことをそのまま声に出して言う」のです。

たとえば、にんじんが嫌いな子がにんじんを食べられた時は、「にんじん食べたね！」と言うのです。大げさではなく、日常会話より少し明るめのトーンで、子どもの目を見て伝えましょう。また少し舌を付けただけでも「ペロッとしたね！」と声をかけてあげましょう。

伝えたいのは、「食べられたあなたは偉い」とか「食べられたあなたは凄い」とかではなく、「あなたの成長をお母さんはいつもしっかりと見ているからね」という姿勢なのです。大げさに褒めなくても、「〇〇食べたね！」と伝えるだけで、お母さんの愛情は十分にお子さんに伝わりますよ！

《魔法の言葉⑧「どこが美味しくない？」》

一方で、食べてはみたものの、口に合わずにべーッと吐き出してしまうことが、子どもにはよくあります。お母さんにしてみれば、「せっかく作ったのに！」と、ムキーッ！　としてしまうかもしれません。

そんな時には気持ちを落ち着けて、このように聞いてみましょう。

「どこが美味しくない？」

「吐き出す」という行動は、たしかに大人にとっては行儀の悪い行為かもしれません。ですが、子どもにとってはとても大切なことでもあります。第1章でもお伝えしたとおり、これは「まだ、ぼくの体には早いよ」ということを、口でうまく説明できないためにする行為だからです。小児科医の中では、「小さい子どもの食事の際には、吐き出しても良い専用の容器を用意しましょう」と提唱する先生もいるほどです。

ですから、もし子どもが吐き出した時は、「まだこの子には早かったんだな」

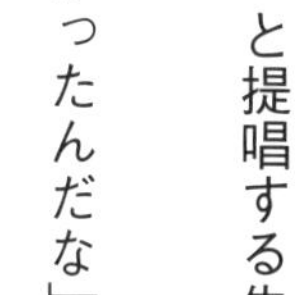

と捉えて、子どもに「どこが美味しくない？」と聞いてみてください。

まだうまく説明できないかもしれませんが、「苦い」「固い」「ざらざらして嫌だった」など、子どもの「苦手なもの」の傾向を知ることができるかもしれません。傾向が分かれば、どうしたら食べられるのかのヒントを得られるでしょう。

何より、「どこが美味しくない？」とお母さんが聞いてくれると、子どもは「自分の気持ちに寄り添ってくれた」と感じます。この安心感があれば、また初めての食材や苦手な料理にチャレンジしてみようと思うことができるのです。

《魔法の言葉⑨「どんな味がする？」》

調理をした人はつい「美味しい？」と尋ねてしまいますよね。ごくごく普通のセリフですが、こと「食べない子」に関しては気をつけたい言葉です。

人が「美味しい？」と聞く時は、主に2つの意図があります。

1つは純粋に「料理の感想を聞きたい」という意図です。

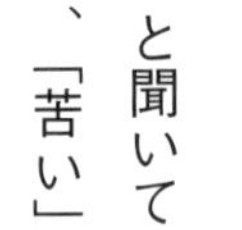

そして、注意したいもう1つが「美味しいと言ってほしい」という意図です。

ここで、「食べないに子対するガッカリの公式」を思い出してみてください。

食べてくれるだろうという期待ー子どもが食べた量＝ガッカリ度

何気なく食卓でやり取りされる「美味しい？」という質問。これが「美味しいと言ってほしい」意図だった場合、望み通りの反応が返ってこないと、かなりガッカリしてしまうことがお分かりだと思います。

前に、とある新婚の旦那さんと何気ない会話をしている中で、「妻が『ねぇ、美味しいでしょ？』と毎日聞いてくるのがしんどい……」と言っていました。作り手側からすれば「毎日ごはんを作ってもらっておいて何を言ってるんだ！」と思う節もあるかもしれませんが、もしあなたが「必ず『美味しい』と言わなければならない」という条件で毎日ごはんを食べなければいけないとしたら……なかなかつらいですよね。

だから、料理の感想を聞きたい時は**「どんな味がする?」**と聞いてみましょう。この言葉の良いところは、聞かれた方も「味わって食べる」ように意識できることです。これまで気付かなかった食材の味わいを楽しむことができるかもしれません。すると、苦手だったものを食べてみようと思ったり、作ってくれた人への感謝の気持ちも自然と生まれるかもしれません。

もちろん、「期待は禁物」ですが、ぜひ試してみてください。

《【注意!】絶対に言ってはいけないNGワード②》

「お兄ちゃんはちゃんと食べられて偉い!」など兄弟や友達同士での**「比較の言葉」**は、仮にそれで食べたとしても、子どもの自尊心を傷つけます。兄弟で食べられるものが違うというのは、非常によくあることなので「食べられるものが少ない子を否定しない」ことが大切です。「それぞれ食べられるものが違って良いんだよ」と、食にも個性があることを説明してあげましょう。人にはそれぞれ、食べられるもの・食べられないものがあると、お互いを尊重する姿勢が大切です。

また、この本を読み進めた方であれば、改めて言う必要はないと思いますが、「全部食べなきゃ、もうママはごはんを作らない！　ママの料理が嫌なら自分で作りなさい！」というような「罰を与える言葉」も、もちろんＮＧです。

「食べてくれたら嬉しいな」という素直な気持ちを伝えることは問題ありませんが、「食べないと罰がある」という状況を作ると、当然子どもにとって食が楽しいものにはなりません。そう言いたくなる気持ちはお察ししますが、これからは避けるように心がけましょう。

《魔法の言葉⑩「味わって食べてみて！」》

食事に集中してほしい時は、「残さず食べようね」と言うよりも、**「味わって食べてみて！」**と声をかける方がベターです。

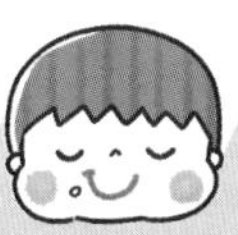

先ほどの「どんな味がする？」と同じように、食材への興味を高める効果もあるし、味わっているうちにいつのまにかたくさん食べていた！　ということもあります。

「味わって食べてみて！」の後に「どんな味がする？」と合わせ技を使うのも良いかもしれません。ぜひお子さんとの会話を楽しんでみてくださいね。

ちなみに、もし残さず食べたことを褒めてあげたい時は「残さず食べられたね」と、〝結果〟を評価するよりも、「頑張って食べたんだね」と〝姿勢〟や〝過程〟を評価してあげた方が良いでしょう。

《波がある！》

ここまで、食卓での「声かけ」に着目してきましたが、最後にとても大切なことを共有しておきます。それは、「子どもの食の前進には波がある」ということです。Ｐ１０５のグラフのような経過をイメージしてください。

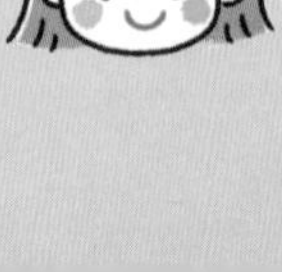

「あれ？　これは前まで食べていたはずなのに、今日は食べないな」ということはよくあります。

私の幼児期に実際にあった話ですが、しいたけが大好きで、よく家でしいたけのバター焼きを食べていたそうです。ですが、ある日、ちょっとした事件が起きました。

それは、保育園の給食時間に、仲の良かった友達のゴウタくんが、しいたけを床に捨てたのを見てしまったのです。今でも覚えているということは、当時の私にはとても衝撃的な光景だったのだと思います。

幼い頃の私は、「しいたけって、美味しく食べるものじゃないんだ……」と記憶したようで、しばらくはしいたけが嫌いになってしまいました。親からしたら「あれ、なんでいきなり食べなくなったんだろう？」とビックリしたと思います。

このように、ちょっとしたきっかけで、これまで食べていたものが食べられなくなることは多々あります。

逆に、普段お母さんたちの相談に乗っていると「いきなり『食べたい』と言い

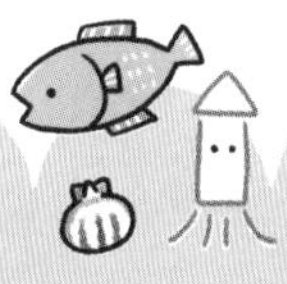

出しました！」という報告が本当によくあります。なので、波があることを最初から分かっておいて、あまり一喜一憂しないよう心がけてください。

仮に一時的に食べられなくなったとしても、「食事は楽しい」というイメージがあれば、時間は掛かっても必ずまた食べられるようになります。

第4章では、今日から使える魔法の言葉をお伝えしてきました。

何度もお伝えしていますが、コツは「1日1分」くらいの軽い気持ちで、重くなりすぎずに取り組むことでしたね！　ぜひ、できそうなことから取り入れてみてください。

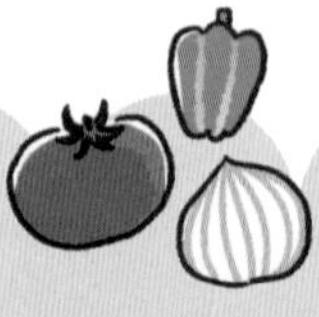

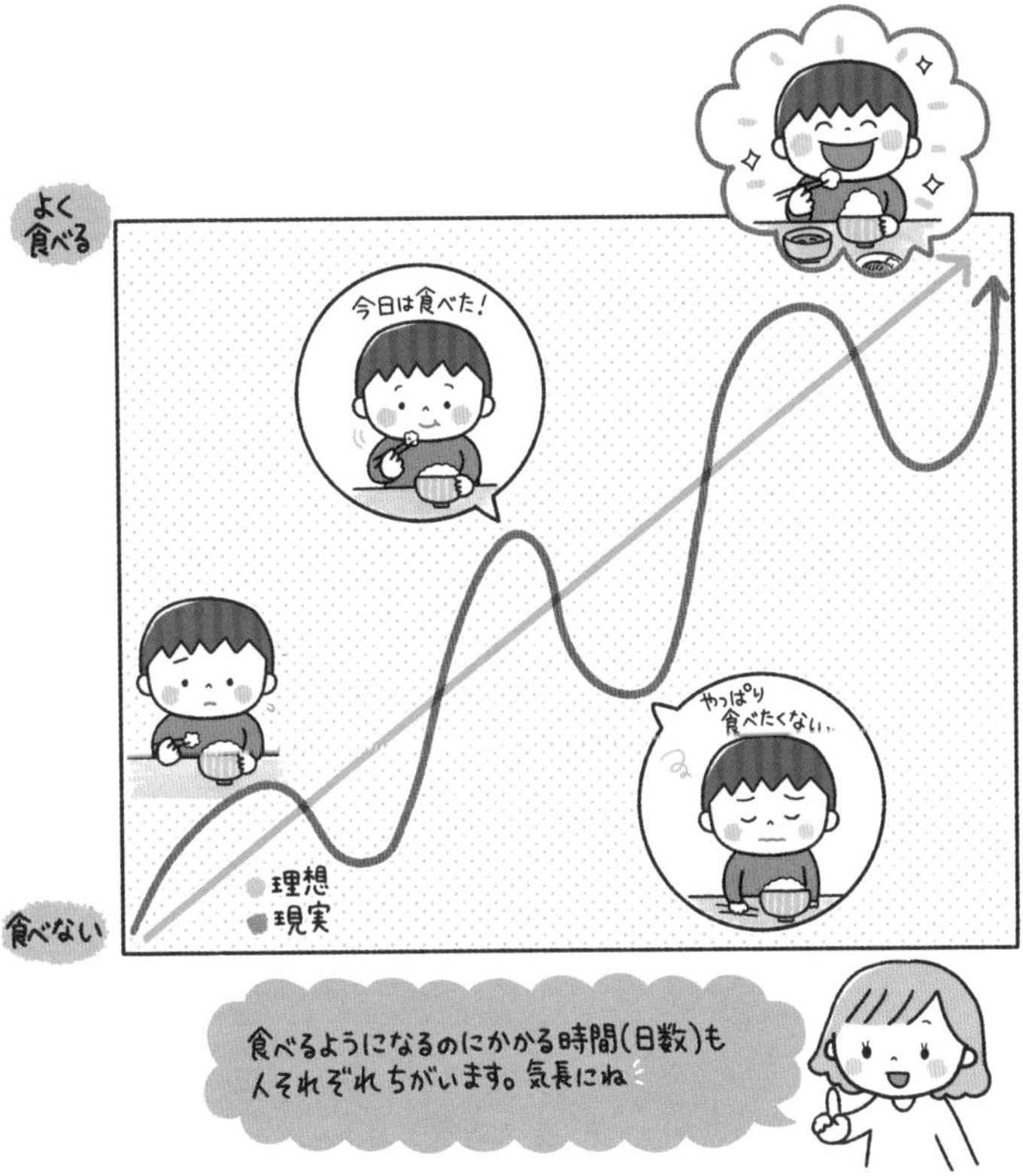
よく食べる
食べない
今日は食べた!
やっぱり食べたくない…
理想
現実
食べるようになるのにかかる時間(日数)も
人それぞれちがいます。気長にね

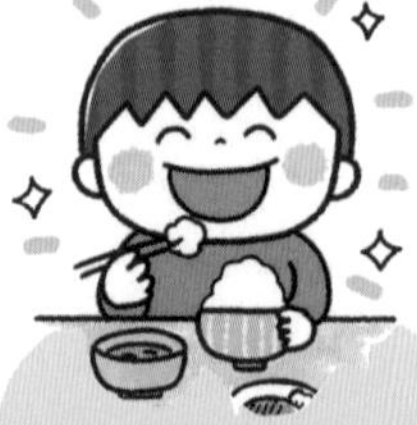

PART

5

「食べない子」のためのQ&A

《外では食べるのに、家では食べません》

第5章では、よくある質問に回答していきたいと思います。

Q1「園（学校）では給食をしっかり食べると聞いていますが、家ではあまり食べません。何がいけないのでしょうか？」

まず、なによりお伝えしたいことがあります。

お母さん、あまり心配しすぎないで!!

子どもに限らず大人でも、家で見せる態度と外で見せる態度が違うのは当たり前のことです。いい意味で捉えたら、普段外で頑張っているお子さんも、お母さんの前ではありのままの姿を見せているということ。つまり、お母さんのことを信頼しているのですね。「食べられない」姿も素直に見せられる関係を築けている証拠なので、あまり心配しすぎないでくださいね。

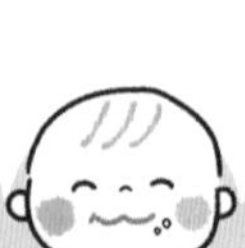

また、給食で食べられているのであれば、おそらく栄養面は最低限以上に補えているはずです。

その上で考えたいのは、「給食を食べている」というのは、「自分からモリモリ食べている」のか？　それとも先生が頑張って食べさせることで「なんとか食べられている」のか？　そのどちらなのかによって意味合いが違ってきます。まずは、どちらなのかを確認しましょう。

もし、「自分からモリモリ食べている」という状態であれば、園（学校）で前向きに過ごせている証しなので、本書で伝えてきたことを大切にすれば、波はあれども家でも次第に食欲が湧き、自分から食べられるようになっていくでしょう。

一方で、「なんとか食べられている」という状態なのであれば、先生に状況を聞いてみるのも1つの手です。〝食べさせ上手〟な先生もいるので、そのテクニックを参考にできるかもしれません。

先生の中には「保護者に家での食事のことは聞きづらい」という方も多いので、お母さんの方から積極的に働きかけることで、色々とアドバイスを貰えるかもしれません。声かけ以外の部分でも「仲の良い○○くんと一緒だと、いつも楽しそうによく食べていますよ！」など、別の要素からヒントが見つかることもあります。

また、普段から先生とコミュニケーションを取っておくことで「先生が無理強いすることで給食が嫌いになる」などのトラブル防止にも繋がります。家でも食べられるヒントを得るためにも、トラブル防止のためにも、「先生に聞いてみる」というのはオススメです。

《食事に集中できません》

Q２「食事中の立ち歩きがひどいです！　スマホで動画を見せると落ち着くのですが、今度はスマホに集中してしまい、食事の時間がダラダラと長くなり、疲れます」

立ち歩きがひどいと落ち着かせるのが大変ですし、一方で、スマホなどを見せてしまうと、子どもはそれに集中してしまうので、食事が進まずに苦労しますね。

この場合にまず考えたいのは、「なぜ、立ち歩きがひどいのか？」ということです。つまり、それを引き起こしている何かしらの要因があるので、叱るよりも先にそれを取り除くことを考えます。

たとえば、食卓の周りに物が多くて食事に集中できない可能性があります。一度、お子さんの目線の高さに屈んでみて、何が視界に入るかを確認してみてください。また、座っている椅子や使うテーブルが体に合っておらず、心地悪い可能性もあります。

椅子やテーブルの目安は、Ｐ１１３のイラストの通りです。

ちなみに、食事中にスマホやテレビを見せるのはやめておきましょう。なぜなら、乳幼児期の子どもは、１つの感覚にしか集中できません。つまり大人のように「見ながら食べる」ことが、そもそもできない発達の段階なのです。そして、スマホで落ち着かせようとすればするほど、さらにスマホを手放せなくなるので、

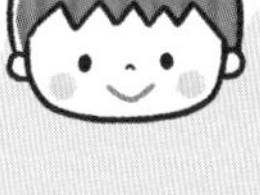

早めにその習慣をやめた方が良いでしょう。

もちろん、スマホは便利なものですので、全てを禁止する必要はありませんが、ルールをきちんと決めて使用することは大切です。習慣化してしまった後に時間を減らすのはとても大変なので、食事中のスマホは、家庭のルールとしてすぐに禁止にしましょう。食事中のテレビも、せめて小学校に入るまでは控えることをオススメします。

《食べるのが遅く、子どもの食事に付き合うのが苦痛》

Q3「うちの子は食べるのが遅くて、食事の時間が長くなります。私のほうがイライラしてしまい、子どもの食事に付き合うのが苦痛です」

この場合も、まず考えたいのは、「なぜ食べるのが遅いのか？」という点です。たとえば、前述したように「食事に集中できない環境だから」という可能性もあ

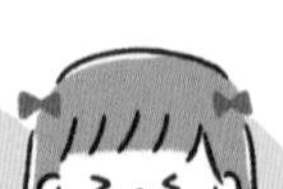

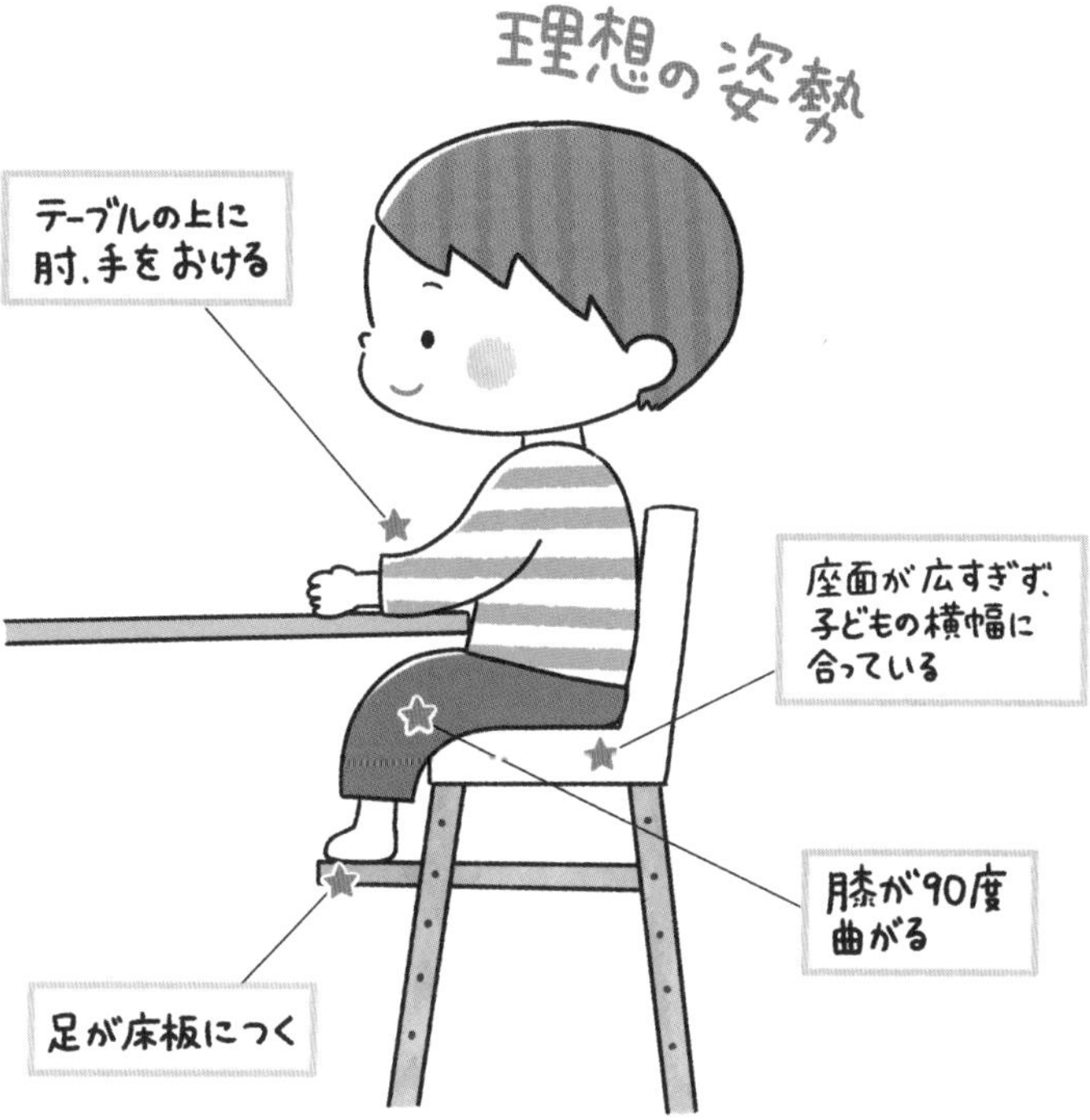

子どもの成長は早いので椅子の高さなどは大人がこまめにチェックするようにしましょう。また、大人がお手本となる姿勢を見せてあげることも大事ですね

ります。また、咀嚼《そしゃく》や嚥下《えんげ》がうまくできないなど、発達の問題かもしれません。「食べられない」理由を明確にした上で、解決に導いてあげることが重要です。

その上で、もし時計が分かる年齢であれば、「何分までに食べられそう？」「時計の長い針が6の数字までにごちそうさましようか？」などとコミュニケーションを取り、食べる時間を意識させてから、「時間になったよ。まだ食べる？」と聞くようにします。

その際に、子どもがまだ食べたいのであれば、延長戦は1回までです。「じゃあ、あと10分だけね！」と約束し、それ以上になったら「約束の時間になったから、おしまいだよ」と食事を下げてしまって構いません。特に、食べ物で遊び始めた場合は、怒るのではなく「今日はおしまいね」と片付けて良いです。ちなみに食べ物で遊ぶのは、「触れて学ぶ」大切な発達段階でもあるので、その行為自体は問題ありません。

基本的には、食事に30分付き合ったのであれば、十分だと思います。これまでお伝えしている通り、「迷ったら自分が楽しい方」が鉄則ですから、お母さんが

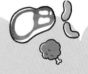

疲れてしまわないようにしましょう。

もし今、毎回の食事に1時間以上かかっているのであれば、少しずつ時間を短くしていきます。といっても、いきなり「1時間→30分」と短くするのではなく、1週間ごとに5分ずつ短縮するイメージで、あくまでもスモールステップで少しずつ、食事を切り上げる時間を早くしていけば、うまくいくでしょう。

《そもそも食べ始めません》

Q4　「遊ぶのをやめずに、なかなか食べ始めようとしません」

これも先ほどと同じように「何時から晩ごはんにする？」とあらかじめ聞いておいて、その時間になったら「〇〇くんが言った、6時になったからごはんだよ」と、呼びかけるのがオススメです。

子どもにとって、いきなり遊びをシャットダウンされるのは嫌なことです。「子

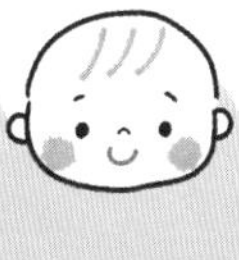

どもにとっての遊びは、大人にとっての仕事のようなもの」とよく言いますが、たとえばあなたが家で仕事をしていて、他の家族に「その仕事いったんやめて、ちょっとこっち来て！」と言われたら、すぐには対応できないこともありますよね？　ですが、「今じゃなくて良いけど、8時になったら、ちょっとこっち来て！」と言われたら、動きやすいと思います。それと同じだと考えて、先に「◯時からごはんね」と予告しておくことで、解決しやすくなります。本人が時間を決めると、より良いでしょう。

もし、それでもなかなか解決しない場合は、その子以外の家族みんなで、先にごはんを食べ始めてしまっても構いません。

「え、そんなことをしちゃっていいの？」と思うかもしれませんが、そうすると子どもは「時間の感覚」が次第に分かるようになり、「遊びを切り上げるタイミング」を自分で学んでいくようになります。

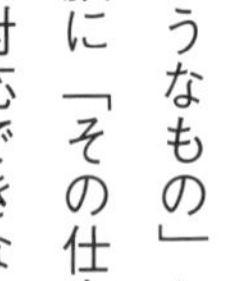

《子どもにサプリメントはＯＫ？》

Ｑ５「食べる量が少ないので、サプリメントで栄養を補っても良いのでしょうか？」

まずは「本当に栄養が足りていないのか」を、冷静に考えてみましょう。

もちろん、サプリメントに頼らずに食を広げていくのが理想です。それを踏まえた上で、もし「本当に栄養が足りていない！」という場合は、サプリメントで補いながら本書の内容を実践し、食べられる量を増やしていく方が良いケースも、まれにあります。

もしかしたら「子どもにサプリメントなんて……」と、考える人もいるかもしれません。たしかに、サプリメントに頼らずに、小さい頃からたくさんの食材に触れた方が良いのは間違いありません。

しかし、本当にそれが難しいお子さんもいます。

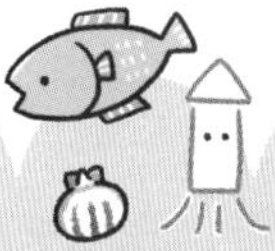

たとえば、子ども向け総合栄養サプリメント「ｍｏｇ」の開発者で、ＮＲ・サプリメントアドバイザーの小浦ゆきえさんのケースをご紹介します。

小浦さんは、長男がミトコンドリア病という、エネルギーを作りだすことが難しい病気であることが発覚します。さらに、息子さんは食が細く、必要な栄養を満たすことが難しい状況でした。しかし当時、栄養全体をサポートする子ども用サプリメントが日本にほとんどなかったことで「ｍｏｇ」を開発するに至ったといいます。

目が悪い人が視力を補うためにメガネをかけるのと同じで、何かしらの要因で栄養を摂るのが困難なお子さんにはサプリメントで栄養を補うケースも、場合によってはあることなのです。サプリメントの使用を「絶対にダメ！」とする必要はありません。

もちろん、理想はサプリメントを必要とせずに、楽しく食べられるようになることですが、そういったケースもあることを頭に入れておくと良いと思います。

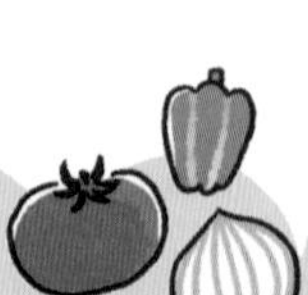

《苦手なものが入っていることは予告した方が良い？》

Q６　「うちの子はにんじんが嫌いです。大好きなハンバーグに混ぜ込んだら食べられるのですが、『このハンバーグにはにんじんが入っている』ということを子どもに先に言ったほうが良いのでしょうか？」

これは実際に迷ったことがある方も多いのではないでしょうか。

私の答えは「必ず先に伝えましょう」です。

なぜなら、もし知らずに食べた後に「にんじんが入ってる！」と分かると、子どもとしては騙された気分になるからです。そして次からは、好きだったはずのハンバーグすらも警戒して箸が進まなくなることがあります。

ですから、こういった場合は、先に伝えた方が良いでしょう。ただ、コミュニケーションのコツとしては、「このハンバーグ、にんじんが入っているけど、全然にんじんの味がしないから、まず一口だけでも食べてみて」と、その子の苦手

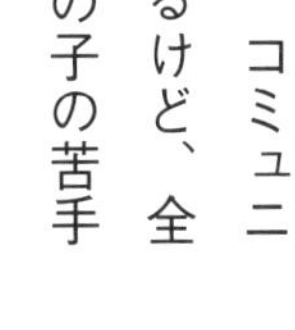

要素を打ち消すコミュニケーションを心がけましょう。お気付きの通り、これは第4章でお伝えした「認めて打ち消すコミュニケーション」ですね。

《食の進みが遅くて心配です》

Q7 「同じ年齢の子はもうお刺身などを食べていますが、うちの子はお刺身どころか焼き魚にも手を出しません。新しいものに挑戦して、食べる楽しみを知ってほしいのですが……。うちの子は発達が遅いのでしょうか？」

「食の進み」は、本当に個人差があります。特に離乳期などは「周りの子よりも発達が遅れている！」と心配になるお母さんは多いものです。離乳期に限らず、食の進みが気になった時に重要なのは、お母さんが焦らないこと。周りの子より半年くらい遅れる子もいますし、進んだと思ったらまた逆戻りするケースも珍しくありません。周りの子に合わせて一気に進めようとせずに、グラデーションを

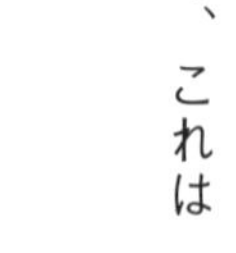

つけるように、少しずつステップアップすることが大切です。

その上で、あまりにも食が広がらない場合に大切なのは、やはり「なぜ食べられないのか？」をしっかりと理解することです。第2章でお伝えしたように、「苦手」には何らかの理由があるものです。口に入れた感覚が気持ち悪い、好みの固さではない、匂いが苦手、咀嚼《そしゃく》がうまくできない、赤ちゃんなら母乳を与えすぎていておなかがいっぱい、など。いろいろな可能性がありますので、お子さんの様子を見たり、「何が美味しくない？」と質問したりしながら考えてみましょう。

また、スプーンやフォークの使い方がなかなか上手くならないと悩むお母さんも多くいらっしゃいます。基本的には、お子さんの機嫌の良い時に練習を進め、目の前で大人が実際に使う姿を見せましょう。よく二人羽織のようにして子どもに握らせて習得させようとするお母さんがいますが、それよりも目の前でお母さんが使う姿を見せた方が、真似ようとして早く覚えられます。

もしスプーンを握りたがらない場合は、スプーンの柄の部分の感触が気持ち悪いのかもしれません。その場合は、違うスプーンを用意してあげましょう。この時は、お子さんに選んでもらってください。「自分で決める」だけでもお子さんのモチベーションが格段に上がることも、これまでにお伝えした通りです。

他にも、「自分で食べようとしない」とか「自分で取り分けた分を食べません」という相談もあります。

「自分で食べようとしない」ことについては、「食べ物と口の遠近感覚が分からずに怖い」という場合があります。ただのわがままと思わずに、お子さんの不安を取り除くことで解決していきましょう。その上で、自分で食べる練習として「最初の一口は食べさせてあげるけど、その後は自分で食べようね」と先に約束して、食べる様子を見守ってあげましょう。

「自分でお皿に取り分けた分を食べない」ことについては、それで怒らないようにしてあげてください。ついイラッとしますが、子どもが自分から食べるようになるまでのワンステップと捉え、「食べない理由」を分析してみましょう。「自分でお皿に取り分けてみたい」だけだったり、取り分けて目の前で食べ物を見ることによって、食べるか食べないかの判断をしたい子もいます。

《「ダイエットしたい」と言って食べたがりません》

Q8 「中学生の娘が『ダイエットしたい』と言って食事を抜きたがります。ただでさえ食が細く栄養面に不安があるのに、食事をしなくなるのは心配でたまりません。決して肥満ではないので、ダイエットなどする必要はまったくないのですが……」

実はこれは、適切な食の知識を伝え、親子の信頼関係を深めるための、絶好のチャンスでもあります。あなたなら、どう答えますか?

一番大切なのは、その気持ちを尊重することです。「ダイエットしたい」という欲求自体は認めてあげた上で、その目標達成のサポートをするような気持ちで、コミュニケーションを取っていきましょう。

「そんなこと言ってないで食べなさい!」と言うだけでは、お子さんとしてはあまりいい気持ちになりませんよね。それに、ダイエットを試みたことのあるお母

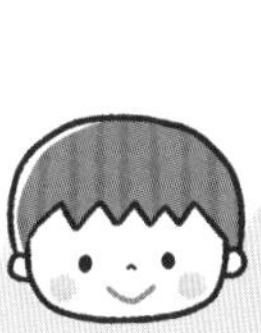

さんも多いのではないでしょうか？　お子さんの気持ちを十分に分かってあげられるはずです。

たとえば「キレイになりたいんだね！　どんなふうになりたいの？」と一度しっかりと気持ちを認めてあげ、「健康的でキレイに痩せていくためには、適切な栄養バランスが必要なんだよ。モデルや芸能人も、栄養バランスのとれた食事と運動をしているからあんなにキレイなんだよ！　だから、食事をしないんじゃなくて、炭水化物の量を少しだけ減らしてみようか？」と伝えてみてはいかがでしょうか。こちらも「認めて打ち消すコミュニケーション」ですね！

《会食恐怖症の子どもへのアドバイスは？》

Q9　「うちの子は人前で食事ができない『会食恐怖症』ですが、どうすれば良いのか分かりません。子どもには何とアドバイスすれば良いのでしょうか？」

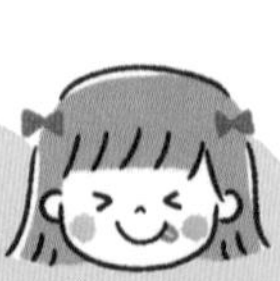

私のところに多いのが、「精神的な問題で食べない子どもに対して、どういったアドバイスをしたら良いのか？」という相談です。中には、人前で食事ができなくなってしまう「会食恐怖症」を発症しているケースもあります。

私は会食恐怖症の当事者に向けたカウンセリングもしていますが、その際にお伝えするのは主に、

克服に繋がる適切な行動をする

前向きな考え方を身につける

習慣や環境を整える

という3点です（詳しくは拙著『会食恐怖症を卒業するために私たちがやってきたこと』（内外出版社）に記しています）。

もちろん、お子さんから「どうすればいいかな？」と相談されたら、アドバイスしてあげるのは良いと思います。ですが、それよりも大切なのは、お母さんが

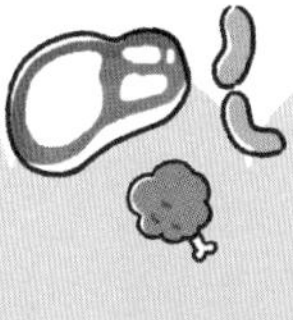

お子さんの話をしっかりと聞き、不安な気持ちを認めてあげることです。

たとえば、「そうなんだ、不安なんだね」「それで、どうしようと思ってる？」「何か、お母さんに協力できることはある？」など、不安な気持ちを認めてあげることを優先しましょう。そうすることで、お子さんにエネルギーが溜まっていき、少しずつ自分から変わるための行動を起こそうとしたり、変わるためのアドバイスを求めるようになっていきます。

ここまできたら、「あそこのお店で食べてみる？」など、前に進むための提案をしていくと次の段階に進みやすいです。

その際は焦らず、スモールステップの提案を意識しましょう。また、普段からお母さんや家族が「食べられない」ことを受け入れていると感じられる言葉を伝えることも大切です。


「いっぱい食べなくても大丈夫だよ」

「食べられない分は、残しても良いんだよ」

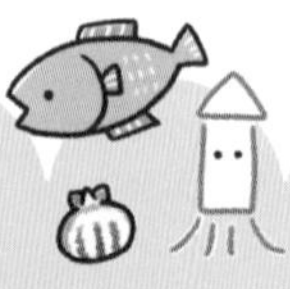

「どれくらい食べられたかじゃなくて、美味しく食べることや、楽しんで食べることが大切なんだよ」

などです。何かアドバイスしたり無理やりお子さんを変えようとするのではなく、普段から家族がそのように伝えていれば、お子さんは自然と変わっていくでしょう。

また、学校や部活動から帰ってきたばかりなどで、緊張状態・興奮状態のままだと食欲が湧きにくいタイプの子がいます。その際は、お風呂を先にするなどして、緊張をほぐしてから食事にするのも一つの手です。

《人から「食べろ」と言われて子どもがかわいそうです》

Q10 「母親の私は、食卓でのコミュニケーションが大切だと分かりましたが、他の家族が『しっかり食べろ！』と子どもに言うので気がかりです」

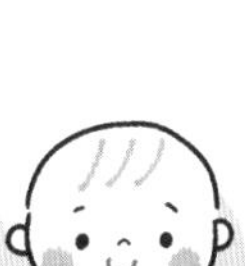

特に、お母さんが〝食卓での前向きなコミュニケーション〟の大切さを理解すればするほど、こうした周囲の姿勢に敏感になることがあります。

まず、大体の場合は「いっぱい食べてほしい」という愛情の裏返しのようなものなので、その気持ちも理解することが大切だと思います。

その上で、お子さんの食についての認識や解決法を共有する時間を設けましょう。しっかりと話を聞いてもらえるように、相手の機嫌が良いタイミングを見計らいます。場合によっては「助けてほしいことがあるんだけど……」といった具合に尋ねてみると、協力を得やすいかもしれません。

うまく話し合いの時間を作れたら「子どもの小食（偏食）をなおしたいと思っているんだけど、そのためには楽しい食卓作りが大切で、これは一人だけではなく、あなたの協力も必要だから一緒に取り組んでほしい」ということを伝えます。もし1回言ってみてうまく伝わらなかったとしても、同じようにして何回も伝えてみましょう。本書を読んでいただくのも良いかもしれません。

そもそも、人の「食の価値観」というのは、なかなか変わりにくいものです。

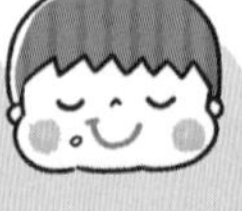

幼少期から小・中・高校にいたる十数年もの間〝残さず食べる〟ことを良しとして教育されてきた多くの人にとって、〝食べない〟ことを容認するのは、思っている以上に難しいことです。

仮にすぐに理解してくれなかったとしても、話し合いを重ねていくことで、少しずつ変わっていくことを期待しましょう。

まずはお母さんが「食べない子」にとっての一番の味方であれば、お子さんは自然と変わっていきます。焦らず長い目でお子さんと向き合っていきましょう。

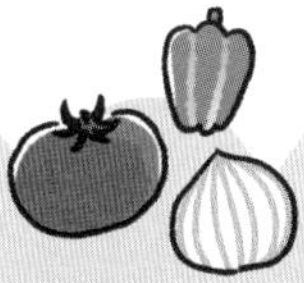

PART 6

「食べない子」が安心して給食を食べられるようになるために

《給食があるから学校に行きたくない》

小学校に限らず、保育園や中学、高校でも、給食が原因で学校生活を楽しめないお子さんは少なくありません。私のところにも、給食に関する多くのお悩みの声が届きます。お子さんが給食で悩んだ時、まずはお母さんが「うちの子だけ……」と思い詰めないことが大切です。こんな時の「そうきたか！」ですね。

「食べない子」が安心して給食を食べられるようになるためにまず大切なのは、「食べるのは楽しいこと」というイメージを、家庭の中で作っていくことです。

その上で、もし先生からの過剰な完食指導などによって給食を食べられなくなってしまった場合は、先生に対応を変えてもらう必要が出てきます。

私がそういったケースの相談を受ける際には「3つのお手紙」を用意した上で、先生と面談機会を設けてもらうようにアドバイスします。

《学校への3つのお手紙》

1つ目は、「過剰な完食指導によって、不登校や会食恐怖症になってしまうことがある」という内容を伝えた報道記事を先生に見てもらいます。報道記事というのは、お母さんでもなく、先生でもなく、記者が取材に基づいて書いたものなので、社会問題としての客観的な情報を先生に伝え、問題意識を持ってもらうことができます。

2つ目は、文部科学省が発行している『食に関する指導の手引（第二次改訂版）』P234からの「第6章　個別的な相談指導の進め方」の「指導上の留意点」の部分です。こちらは全文をインターネット上で無料閲覧することができます。

ここには、以下の9点が書かれています。

①対象児童生徒の過大な重荷にならないようにすること。

②対象児童生徒以外からのいじめのきっかけになったりしないように、対象児

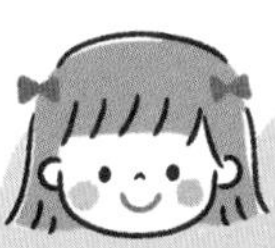

童生徒の周囲の実態を踏まえた指導を行うこと。

③ 指導者として、高い倫理観とスキルをもって指導を行うこと。

④ 指導上得られた個人情報の保護を徹底すること。

⑤ 指導者側のプライバシーや個人情報の提供についても、十分注意して指導を行うこと。

⑥ 保護者を始め関係者の理解を得て、密に連携を取りながら指導を進めること。

⑦ 成果にとらわれ、対象児童生徒に過度なプレッシャーをかけないこと。

⑧ 確実に行動変容を促すことができるよう計画的に指導すること。

⑨ 安易な計画での指導は、心身の発育に支障をきたす重大な事態になる可能性があることを認識すること。

　基本的には、この9点が守られていれば、給食が原因で不登校や会食恐怖症を含めた大きな問題には発展しないはずなのです。これらが守られているのかどうかを確認するために、これを先生に提出します。

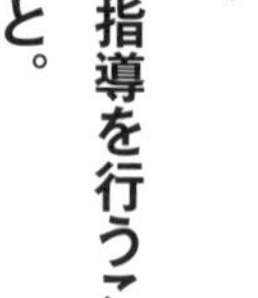

3つ目は、通称「我が子の食のトリセツ」です。次に詳しく説明しましょう。

《我が子の食のトリセツ》

「我が子の食のトリセツ」は「うちの子は、こうすると食べられます」「こうすると食べられなくなります」といった取扱説明書です。

先生も食べられない子に対しどのように対応すれば良いのかが分からず、つい「食べなさい！」と強く言ってしまうケースがあるので、いつでも見返せるようにB5用紙1枚で渡すことをオススメしています。

例文はこちらです。

いつも我が子へのご指導ありがとうございます。我が子は「会食恐怖症」あるいは「感覚過敏による偏食」と思われる状態で、給食などで大変苦労しております。次のような声かけや見守り方をしていただくことで、比較的食べられること

が多いので、ご留意いただけますと幸いです。

・「食べなさい」ではなく、「無理しなくていいよ」と伝えてください。

「食べなさい」という言葉がプレッシャーに感じるようで、そのように言われると体が緊張して食べられないことが多くなるようです。一方で、「無理しなくていいよ」と伝えることで、リラックスして緊張がほぐれて食べられることが多いようです。

・「どれくらい食べられたか?」について聞かないでください。

そのように聞かれると「注目されている」「見られている」と感じ、プレッシャーとなるようです。逆に、他のことへ注意が逸れるような会話をしながらの方が、プレッシャーを感じずに食べられるようです。

・新しい環境に慣れるまで時間がかかるようです。

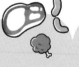

クラス替え後、席替え後、長期休暇明けなど、環境が変わるタイミングで食欲が落ちることが多くあります。その場合も、見守っていただくことで、少しずつ食べられる量が増えていきます。お手数をかけますが、温かく見守っていただければ幸いです。


先生もお困りかと思いますので、参考になさっていただければと思います。

本人も、食べたくないわけではなく、食べたい気持ちはあるけれど、思うように食べられずに苦悩しております。こちらの勝手なお願いばかりで恐縮ですが、何卒ご理解、ご協力のほどよろしくお願い致します。

ご質問などがありましたら、いつでもご連絡いただければ幸いです。

最後になりますが、いつもご指導ありがとうございます。どうぞこれからもよろしくお願い致します。


それでもなかなか担任の先生の対応が変わらないという場合は、園長・校長に

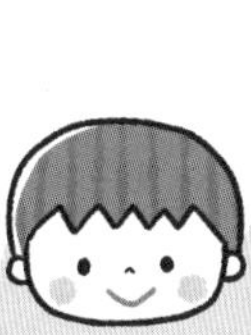

同じように相談しましょう。

その際に、担任の先生が校長に繋いでくれないことがあります。その場合は、保健室の先生やスクールカウンセラー、町の教育相談所に事情を説明して、校長との面会機会を作ってもらえるようにお願いしましょう。

《給食が食べられるように！》

実際に先生の協力を求めてみたお母さんからのメッセージをご紹介します。


息子の担任の先生との個人面談でのことです。この4月から息子を受け持っていただいている先生も、偏食の息子への関わりに不安を持たれているかと思い、給食の際の関わり方の参考にしていただこうと、「我が子の食のトリセツ」をお渡ししました。受け取ってもらえて、嬉しく思いました。

この「我が子の食のトリセツ」を参考に先生も見守ってくださり、おかげで息

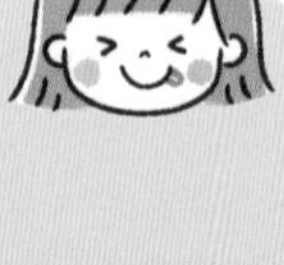

子は今年度に入り、体調を崩すこともなく、食べられるものもだいぶ増えてきました。

**　私自身も、息子のことばかり心配せずに、自分が機嫌よくいられるように意識しています。息子の食の心配ばかりせずに過ごせるのは9年ぶりです！　それがとても嬉しくて清々しい気分です。ここまで自分を切り替えられたのは、〝コミュニケーション次第で子どもは食べられるようになる〟と教えてもらえたからです。**

　先生に相談するのはお母さんとしても勇気のいることだと思います。しかし、先生の協力を得られると、お子さんの学校生活がよりいっそう充実したものになることが期待できます。そのために、「3つのお手紙」をぜひ参考にしてみてください。

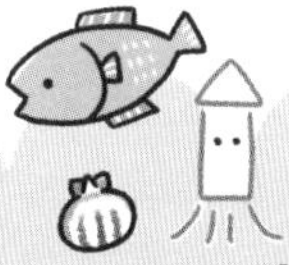

《お友達への伝え方》

周りのお友達から「なんで食べないの？」と言われるのが嫌で、学校に行きたくないというケースもあります。こういった場合は、「給食だと緊張して、いっぱい食べられないんだよね」と返答する練習を、お母さんと一緒にやってみると良いでしょう。

最初は、お母さんがお子さん役、お子さんがお友達役になって、お子さんから「給食どうして食べないの？」と友達になりきって聞いてもらいます。それに対してお母さんが「給食だと緊張して、いっぱい食べられないんだよね。心配してくれてありがとう」と伝えます。その後、役割を交代して、お母さんがお友達の役になって「給食どうして食べないの？」と聞いて、お子さんに「給食だと緊張して、いっぱい食べられないんだよね」と言ってもらうのです。

この練習を経て、実際にお友達にも伝えた例をご紹介します。

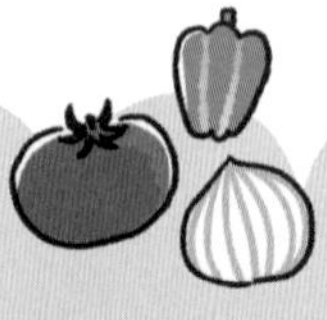

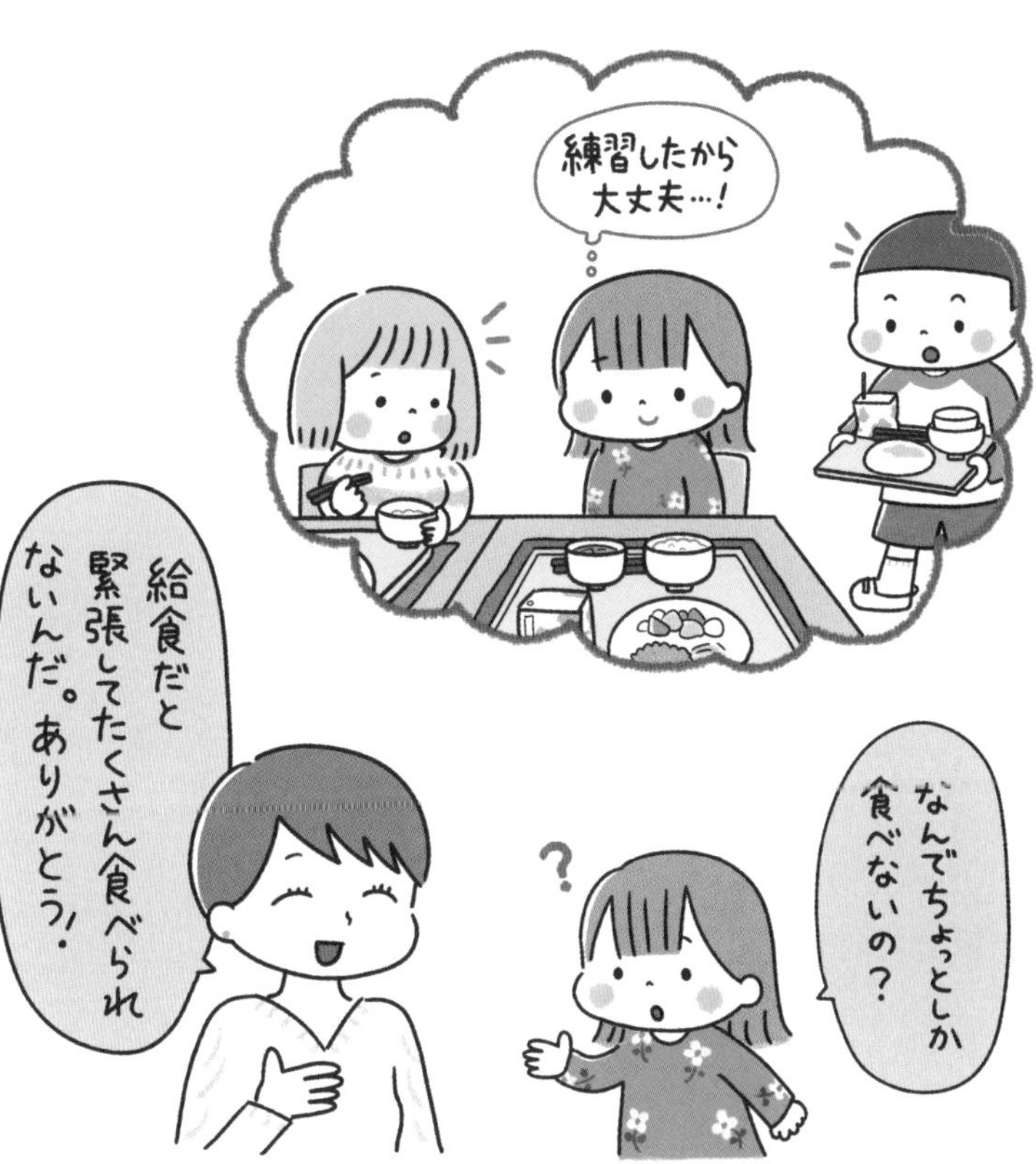

話して聞かせるだけでなく実際に練習してみるのがポイントです。一度声に出して言ってみると「言えた！」という成功体験となって、本番にのぞみやすくなります

息子はいつもお友達に「なんで食べないの?」と聞かれて困っていたので、「人前では食べられないんだ」と伝える練習を家で私としていました。

ある日、息子が「『人前では食べられないんだ。心配してくれてありがとう』って練習通りに言えたよ!」と喜んで帰ってきました。

周りの反応は、「そうなんだー」「そうだったんだー」という感じで、本人としては良い意味で拍子抜けしたそうです(笑)。その後は調子が良いと半分以上給食を食べられるようになりました。

最近は席替えがあり、環境の変化にまた苦労しているところですが、「また練習通り言えるといいね」と励ましています。今度、お友達との食事会の予定があり「どうする?」と聞いたら、迷わず「行く」と言っていました!

百聞は一見にしかずといいますが、このお子さんも実際にお友達に伝えてみたことが一つの成功体験となり、自信と安心感を得られたことと思います。環境の変化などで一進一退が続くかもしれませんが、給食時間をリラックスして過ごせ

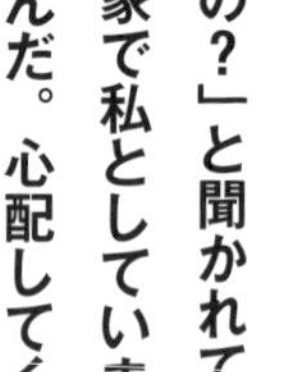

るように、ご家庭での前向きな声かけも継続していきましょう。

《給食の代わりにお弁当を持たせる場合》

「偏食のため給食で食べられるものがなく、うちの子だけ毎日お弁当を作って持っていかせています。卒業するまでお弁当をずっと続けなければいけないのでしょうか？」という相談を受けることも多々あります。

まず、「自分の子だけお弁当を持っていかせる」ことは、最初の段階においては、素晴らしい対応だと私は考えます。このおかげでお子さんがお昼を楽しむことができているので、お子さんもお母さんに感謝しているのではないでしょうか。毎日本当にお疲れ様です。

ですが、このままずっとお弁当を持たせていると、「給食が食べられない」状況から、なかなか抜け出せない可能性があります。一定期間お弁当を持たせて、問題なくお昼を過ごせるようになったら、次の段階に進んでいきたいですね。

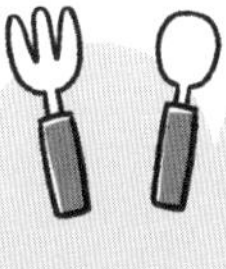

次のステップでは、先生の協力を仰ぎましょう。給食を少しでもいいから自分の子どもに並べてもらうように、親から先生にお願いするのです。そうすることで、少しずつ給食に慣れて、食べられるようになる可能性がグッとアップします。

こちらも、「我が子の食のトリセツ」と同じように紙面で用意しましょう。

例文はこちらです。


いつもありがとうございます。うちの子は感覚過敏と思われる偏食で、食べられるものが少ないです。食べられるものが少しでも増えればと思い、家でもいろいろと工夫をしていますが、給食では諸先生方のご理解が必要だと感じています。私としても給食を食べられるようになってほしいと思っていますので、次のような対応をお願いできれば幸いです。

・食べられなくても良いので、本当に少しだけ他の子と同じメニューを、お弁当と一緒に並べてあげてください。

・食べられないからといって、「食べてみたら？」などと毎回提案していただく必要はございません。

どうぞよろしくお願いいたします。

気をつけたいのは、これでうまくいかなくてもお子さんを責めないことです。また、先生にもその認識を持ってもらうように、事前に伝えておきましょう。「これで給食を食べられるようになったらラッキー」くらいの気持ちで、焦らずゆっくりと、です。

早くは保育園から、長ければ高校まで続く「給食」は、多くの方にとっては懐かしい良い思い出でしょう。しかし、「食べない子」にとっては、時にとても苦痛な時間になります。長ければ10年を超える付き合いになる給食だからこそ、安

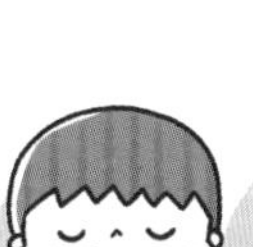

心して食べられるようになってほしいものですよね。

お子さんにとって給食時間が良い思い出になるように、ここまでの内容を参考に、少しずつ試してみてはいかがでしょうか。

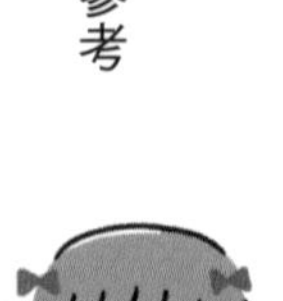

PART 7

魔法にかかった子どもたち

《ケース1：朝から野菜スープを食べた！》

この章では、実際に受けた相談の事例をご紹介します。あなたのお子さんのケースと重ね合わせながら、ぜひ読んでみてください。

4歳の息子さんがなかなか野菜を食べずに困っていたお母さんのケースでは、今まで「野菜も食べなさい！」と叱っていたようですが、カウンセリングを経て、お子さんに「どうして食べないの？」と聞いてみることから始めたそうです。

あんなに野菜を嫌がっていた息子が、山口さんのアドバイスを参考にしたら、なんと朝から野菜スープを食べてくれました！「どうして食べないの？」と息子の意見をちゃんと聞いたり、「どんな味がするかな～？」とクイズを出すように楽しい時間を意識したことが良かった気がします！　おかげで、すっきりとした気分で一日をスタートできました！

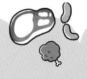

4歳なら言葉でのコミュニケーションがいよいよ盛んになってくる年齢です。自分の気持ちを言葉で伝えようという意思も働きますので、「お母さんはあなたの気持ちに寄り添っているよ」という姿勢が見えたことで、お子さんの安心感も増し、食欲アップに繋がったのかもしれません。

《ケース2：何も言わなくても自分から食べた！》

「こちらが何も言わなくても食べた！」というケースもあります。とあるお母さんがセミナー参加後、1週間ほど「食べなくてもいいから並べてみる」を実践し、その結果報告をしてくれました。

息子は学校でのお昼をほとんど食べられないこともあり、食事もおやつも、少しでも多く食べてほしいという思いから、息子の好物ばかりを用意していました。

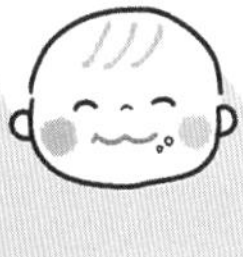

息子はお団子が好きではないのですが、試しにテーブルに出しておいたら、「何これ？　ちょっと食べてみよっ」とペロリと食べたのです。ちょっと前まで、「お団子なんて気持ち悪い」と言って食べなかったのに！

そして、息子はウインナーが嫌いで食べないから、普段なら息子の分は用意しないところを、今日の朝食ではあえて息子のお皿にも入れておきました。すると、なんとそれも食べたのです。ウインナーを食べたのは何年かぶりなので、本当に驚きました。

食べないから出さないのではなく、食べても食べなくても食卓には出すことの意味が分かりました。大切なのは、食べなかったとしても０Ｋという気持ちでいることですね。

どうしても「食べてくれないなら、もったいないし……」と感じますが、そもそも食卓に並ばなくなってしまえば、その食材や料理に触れてもらう機会すらなくなってしまいます。「食べるための準備期間」として、「食べなくてもいいから

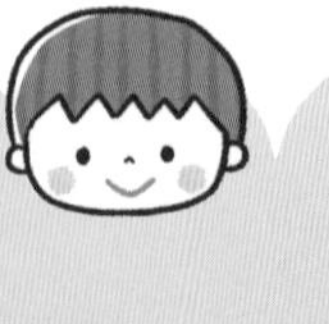

並べてみる！」ことを大切にしましょう。

《ケース3：一口でも大きな一歩》

かぼちゃを一口も食べられなかったお子さんを持つお母さんのケースです。さまざまなアプローチで、お母さんが働きかけたことが功を奏しました。

子どもは発達障害で「超偏食」なのですが、先日食わず嫌いで一度も食べたことのなかったかぼちゃを、一口食べると自ら言いました。結果、一口食べることができました！

無理に食べさせなかったことや、仮に食べなくても、食べる機会をなくさないようにしたこと、まわりの大人が美味しそうに楽しく食べるのを見せたことが、このような結果に結びついたのだと思い、嬉しかったです。

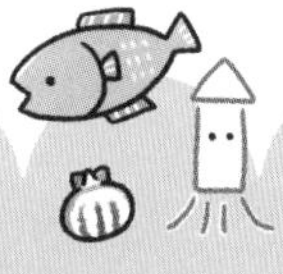

この小さな一口が、お子さんにとっての大きな自信に、そしてご家族にとっても大きな喜びだったことと思います。これから幾度かの「波」を経る可能性はありますが、この一口のおかげでお子さんの将来の食の楽しみが広がったと思うと、本当に大きな一歩です。焦らず、いろんな角度からの声かけの大切さがお分かりいただけたのではないでしょうか。

《ケース4：「おなかを減らす！　大作戦」》

小学校高学年のお子さんが、ジュースやお菓子ばかり食べることや、ごはん・パン・麺などの炭水化物を中心に好きなものばかり食べて野菜をほとんど食べない偏食に悩み、栄養バランスも心配だという相談がありました。

お話を聞いたところ、「お菓子はいつも、子どもの好きな時間に、勝手に食べている」とのことでしたので、まずはこれが「好きなものの以外を食べなくなっている要因」だと感じました。どんなに食卓に苦手なものを並べていても、それ以

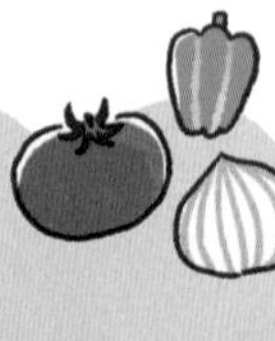

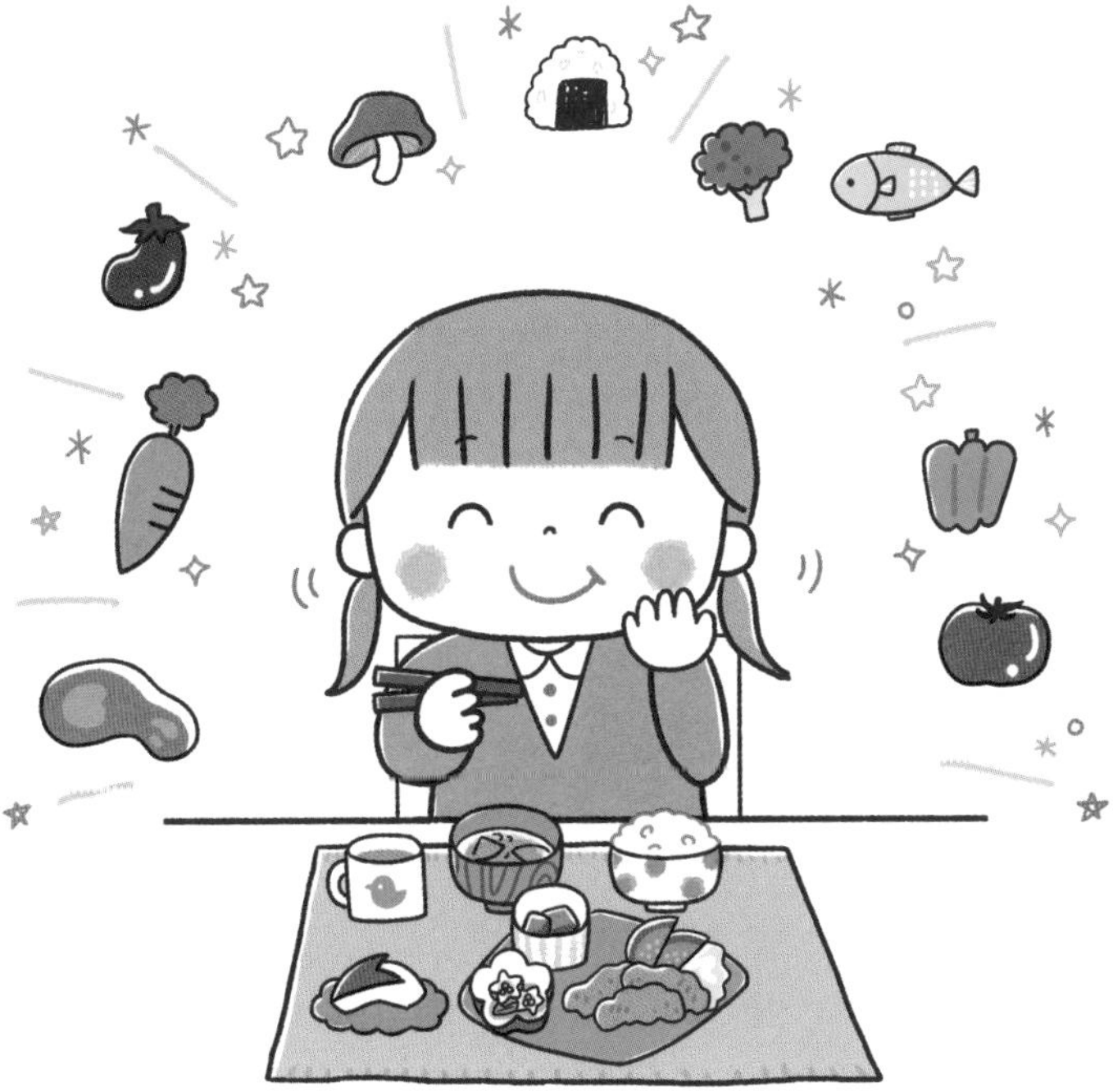

「美味しい！」の笑顔ってとっても可愛いですよね！「食べない子」が「楽しく食べられる子」に変わって、食卓に笑顔の花が咲きますように♪

外の好きなものを食べられるのであれば、わざわざ苦手なものを食べなくても済むわけですからね。

しかし困ったことに、お菓子をコントロールすると、「そうやって、言いなりになるのが嫌だ！」とものすごく反発するそうです。小さいお子さんであれば、こちらからルールを決めやすいのですが、大きくなってくると、大人の一方的な決めつけには反発する場合もあります。

お母さん曰く、「小さい頃に『このお菓子は体に悪いからダメ！』とか『ファストフードは食べちゃいけません！』と言いすぎたことで、その時の反動が来ているのかな……」ということでした。

そこで、お母さんと作戦会議をして2つのアイディアを出しました。

1つ目は、お菓子を食べる時間を決めるようにしました。いつもお母さんが買い物に行く時に「あのお菓子、買ってきて～」とリクエストされるそうなので、その時に「分かったけど、晩ごはんのこともあるから3時までに食べるようにできる？」と、まずは食べる時間を決めてしまいます。ここで、いきなり「ダメ

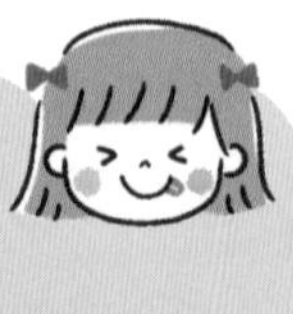

よ！　お菓子はもう買いません！」となるとケンカになる可能性が高いので、ある程度は譲歩しつつも、少しずつお菓子を食べすぎないように注意していきます。

2つ目は、「お菓子を食べすぎると体に良くない」ことを伝えるために、漫画を使おうと試みました。『白い悪魔 白砂糖はも～いらない!!』（美健ガイド社）という漫画を用意して、子どもに見える目の高さに置いてもらいました。「これを読んでね」と〝言わない〟で〝置いておく〟のもポイントです。

なぜこのような回りくどいことをするかというと、やはり、大きくなればなるほど、自発的に「お菓子を控えないと……」と思わない限りは、その習慣を手放すのは難しいからです。もちろん、普段からの信頼関係を作っておき、真剣に伝えることも大切です。ただ、このような伝え方も作戦の一つとして、頭のどこかで覚えておいてもらえたらと思います。

このケースでは、「頭ごなしに禁止せずに、時間を決める」ことと「お菓子が体に与える悪影響を理解してもらう」ことの2つの角度から、過度な偏食にアプローチしました。このお子さんはまだトレーニング途中なのですが、お母さんもお子さんも少しずつ意識が変わり、お菓子を食べる量も減ってきたそうです。急激な変化ではありませんが、このようにちょっとしたことから取り組むことで、長期的に解決することが大切なのです。

いずれの事例も、食に悩みを抱えていない人から見れば、本当に些細なことかもしれません。しかし、「食べない子」とそのお母さんにとっては、大きな大きな一歩です。この一歩から順風満帆に進んでいくとは限りませんが、何度かの〝波〟を繰り返しながら、一歩一歩着実に「楽しく食べられる子」に変わっていけるように、お子さんとの会話を大切にしていただければと思います。

●参考文献●

山根希代子（監修）、藤井葉子（著）『発達障害児の偏食改善マニュアル』（中央法規出版）

西村実穂・水野智美（著）、徳田克己（監修）『具体的な対応がわかる気になる子の偏食―発達障害児の食事指導の工夫と配慮』（チャイルド本社）

山崎祥子（著）『そしゃくと嚥下の発達がわかる本』（芽ばえ社）

原田綾子（著）『ほめるより子どもが伸びる勇気づけの子育て』（マイナビ）

相良敦子（著）、あべようこ（マンガ）『マンガ　モンテッソーリの幼児教育　ママ、ひとりでするのを手伝ってね！』（河出書房新社）

太田百合子・堤ちはる（編集）『子どもの食と栄養～保育現場で活かせる食の基本』（羊土社）

イザベル・フィリオザ（著）、アヌーク・デュボワ（イラスト）、土居佳代子（翻訳）『子どもの気持ちがわかる本　子どももママもハッピーになる子育て』（かんき出版）

カレン・ル・ビロン（著）、石塚由香子・狩野綾子（まちとこ）（翻訳）『フランスの子どもはなんでも食べる～好き嫌いしない、よく食べる子どもが育つ10のルール』（WAVE出版）

山口健太（著）『会食恐怖症を卒業するために私たちがやってきたこと』（内外出版社）

厚生労働省『日本人の食事摂取基準（２０１５年版）』

一般社団法人日本小児内分泌学会『横断的標準身長・体重曲線』

文部科学省『食に関する指導の手引　第二次改訂版』

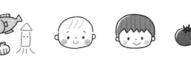

おわりに

お気づきになった方もいるかもしれませんが、本書では「残さず食べられるように」という表記は一切せずに「楽しく食べられるように」という点を大切にしてきました。

なぜなら、子どもが自分から「食べたい！」と思えるようになるには、まず「食は楽しいものだ」というイメージを持つことがとても大切だからです。

私は「全て残さず食べるようになる」必要はないと考えています。しかし、「食べられない」ことで給食や会食を楽しめないのは、本人にとってはとてもつらいことです。

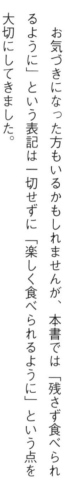

だからこそ、「食べない子」が「楽しく食べられる子」になって、その後の人生がもっと楽しくなるように、できる限りのサポートをしていきたいと思っています。

私は人前で食事ができない「会食恐怖症」に悩んだ経験がありますが、そのおかげで、栄養士や調理士では見落としてしまいがちな、「食事におけるコミュニケーションの大切さ」に着想することができました。

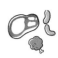

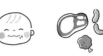

子どもの食をサポートする人にはこの視点がとても大切だと感じています。

「給食の完食指導でトラブルに！」というニュースを見聞きすると、とても胸が痛みます。それと同時に、たくさんの人に「食事におけるコミュニケーションの大切さ」をお伝えしたい！　という思いに駆られます。

私のメソッドは、カウンセリングにいらっしゃるお母さんだけではなく、全国の保育園や学校などの教育機関にも少しずつ取り入れてもらっていますが、まだまだこれから伝えていかなければならないと思っています。

もし、あなたの周りにも「食べない子」について悩んでいる方がいましたら、本書に書かれていることを、ぜひ伝えていただければ幸いです。

その輪が広がり、食を純粋に楽しめる人が増えて、日本の子どもたち、そしてお母さんたちに笑顔が増えていくことを心から願っています。

最後までお読みいただき、ありがとうございました。

山口健太

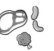

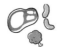

山口健太 Yamaguchi Kenta

一般社団法人日本会食恐怖症克服支援協会代表理事。株式会社日本教育資料代表取締役。『きゅうけん 月刊給食指導研修資料』編集長。岩手県盛岡市出身。「食べない子」専門の食育カウンセラー。人前で食事ができない「会食恐怖症」の当事者経験から、食べる相手やコミュニケーションの違いによって食欲が増減することを実感。既存の「食べない子」への対処法に疑問を感じ、カウンセラーとして活動を開始。「食べない子」が変わるコミュニケーションノウハウの第一人者として、延べ3000人以上の相談を受ける。「楽しく食べられる」ようになる道筋を理論的に分かりやすく明示することで「食べない子」の問題を解決しながら、「食べない子」の親の肩の荷がおり、心が楽になるメソッドが特徴。カウンセリングや講演活動を通して「食べない子」に悩むお母さんや学校・保育園の先生などにメッセージを伝えている。著書に『会食恐怖症を卒業するために私たちがやってきたこと』(内外出版社)、『会食恐怖症が治るノート』(星和書店)。Twitter：@kaishoku123／Instagram：@shokuiku123／ブログ：https://shokuiku.info/

イラスト こたきさえ
デザイン 岡 睦 (mocha design)
編集協力 吉塚さおり
校　正 校正舎楷の木

食べない子が変わる魔法の言葉

2020年2月1日 初版第1刷発行
2022年6月20日 初版第4刷発行

著　者 山口健太

編集人 小林裕子
発行人 廣瀬和二
発行所 辰巳出版株式会社
〒113-0033 東京都文京区本郷1-33-13 春日町ビル5F
TEL：03-5931-5920（代表） FAX：03-6386-3087（販売部）
http：//www.TG-NET.co.jp

印刷所 三共グラフィック株式会社
製本所 株式会社セイコーバインダリー

ISBN978-4-7778-2416-8 C0077